U0073551

Soy milk Smoothie

豆漿+蔬菜、水果、茶、香草、辛香料 and more

第一本現打濃醇香豆漿精力湯

岩本 恵美子

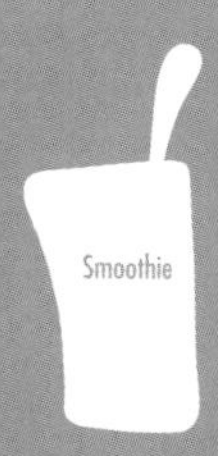

瑞昇文化

PREFACE

好奇心是一切的起源。對我來說，是興趣的開始。
沒有親身體驗就無法斷言肯定或否定。
有了這個想法，我樂於挑戰每一項未知。

討厭夏天，也討厭海邊。不喜歡滿頭大汗，害怕吃雞肉。
而現在，最愛夏天，沒有海就活不下去。
為了流汗，努力跑步，勤於散步。
認真學習雞肉入菜的料理技巧。
討厭的事物、排斥的食物，全都變成生活的最愛。
這麼轉變，起源自勇於嘗試的熱情。

豆漿也是同樣的情況。原本害怕的口感，藉由搭配不同食材，
呈現出令人驚喜的全新口味。
更重要的是對健康的益處。和自己的體質意外合適。
我深信這些「新發現」是豐富人生的最佳題材。
新的事物、棘手的事物，都值得駐足關心。

由於這本新書，我花了相當長的時間思考Smoothie的定義。
「Smooth」的語源說法眾多
日文中大多意指「滑順、口感佳、美好的」含義。
書中食譜與份量均為建議參考內容。
為自己量身訂作，自然，滑順，口感好的專屬豆漿Smoothie，
就是最好的Smoothie。（譯者註：台灣多稱為精力湯）

衷心期盼本書能作為啟發各位讀者靈感的小小工具書。

岩本恵美子

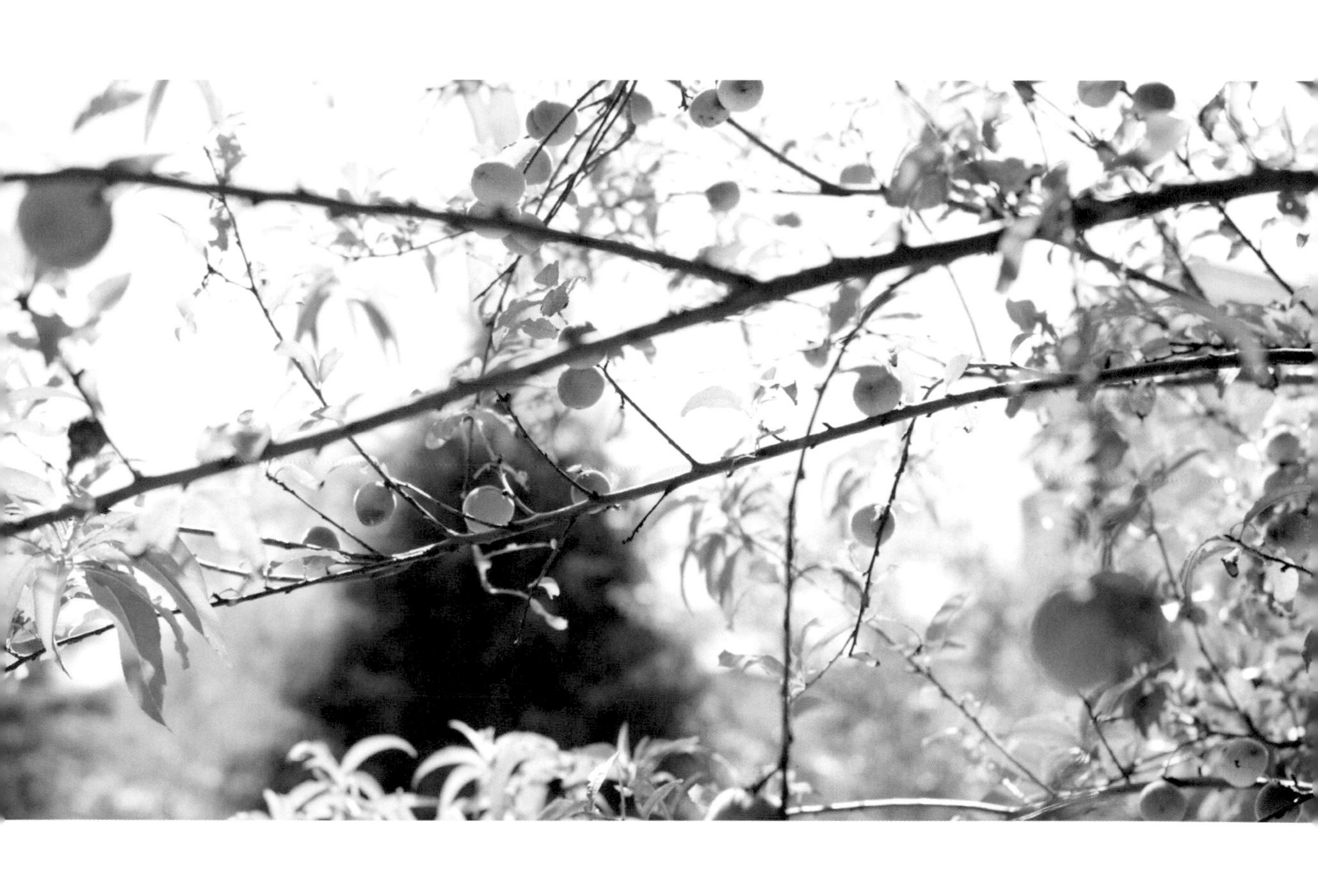

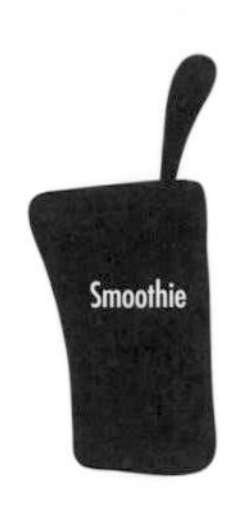

CONTENTS

FOUR SEASONS

季節蔬菜、水果

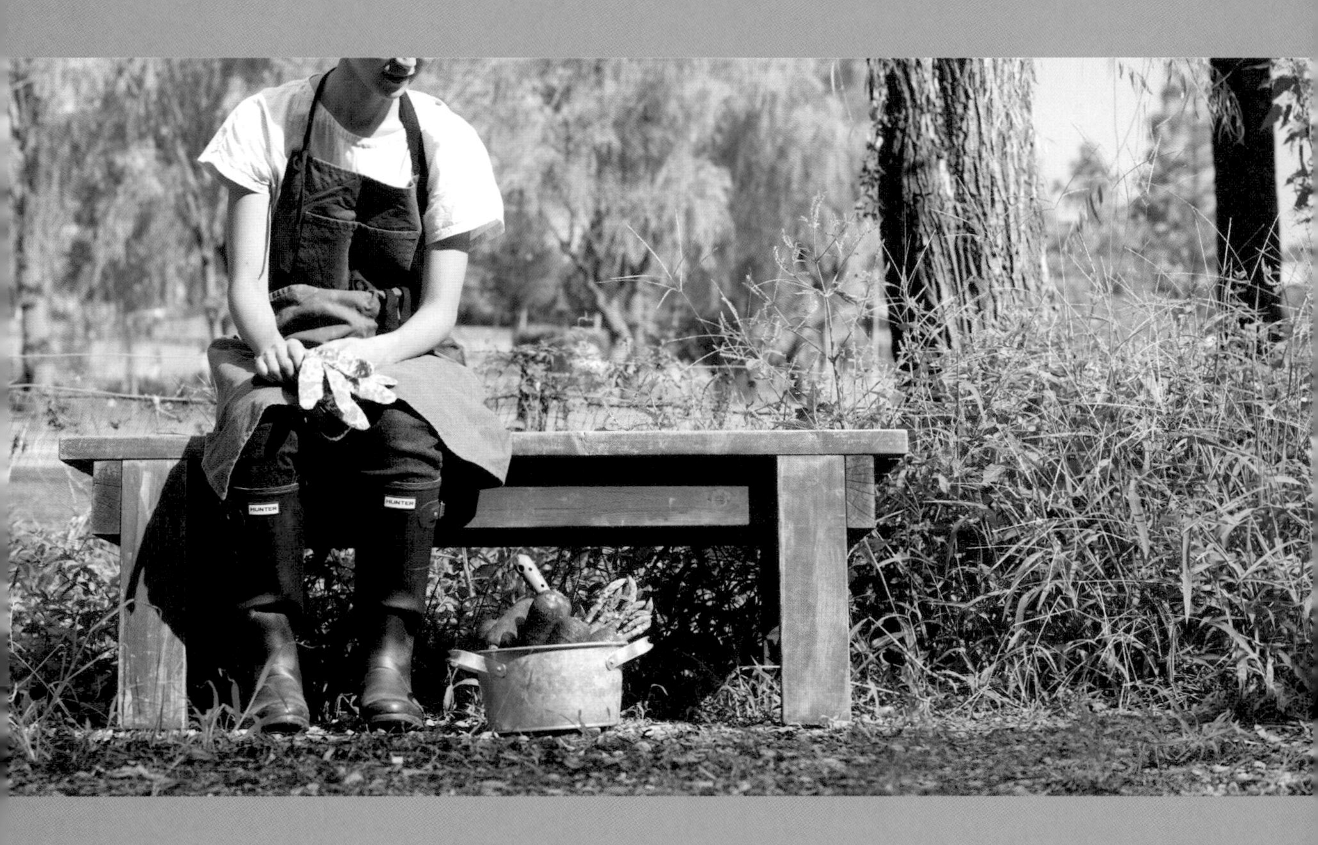

春夏秋冬、大地恩惠
品嚐當季蔬果的美味

野菜的苦味讓人感受到大地氣息，植物們一同甦醒的春季到來。
寒凍的身體如融雪冰塊，內心再度溫軟滿溢。
夏季如鈴般鼓脹的蔬菜果實，大口咬下，清爽潤喉。
陽光的飽滿香氣，體會自然，感謝自然。
一邊燉煮薯根莖葉，適合閱讀的是秋季。
滿足了好奇心與求知欲，也填飽肚子。
霜雪覆蓋下更添甜美的冬季葉菜類。
給予身體無比能量與強烈生命力。

面對寒冷的土地，能做到的是溫暖身體。
面對炎熱的土地，能做到的是讓身體涼爽。
吃當季食物是生活最合理的選擇。
充份攝取蔬菜和水果，面對四季變化，身體仍能調整至最佳狀態。
大自然提供我們充分的恩惠足以面對一切。
體會四季的真實感受，
隨時心存感謝。
用這份虔誠的心，努力完成每一道各個季節有益健康的料理。

001 草莓與高麗菜豆漿精力湯

材料 1人份

豆漿 …………100ml
草莓（冷凍）…………10顆
高麗菜 …………1片
楓糖 …………1大匙

作法
將去蒂頭的草莓、高麗菜、豆漿、楓糖依序放入調理機內攪拌。

002 草莓與芝麻豆漿精力湯

材料 1人份

豆漿 …………100ml
草莓（冷凍）…………10顆
白芝麻 …………1小匙
蜂蜜 …………1小匙

作法
將去蒂頭的草莓、白芝麻、豆漿、蜂蜜依序放入調理機內攪拌。

Memo

草莓含有的糖質，具有活化腦部，防止睡意的效果。新鮮的草莓也ok，只是草莓保鮮困難，將其冷凍是最方便的方式。

001 在豆漿內添加富含維生素C的高麗菜，可以作為連日宴會大餐後紓緩疲累胃腸的溫和精力湯。

002 芝麻具抗氧化作用，可促進體內代謝，最適合身體容易感到疲倦的春季。蜂蜜則有助於潤澤肌膚。

Arrangement

豆漿＋草莓＋優格＋芹菜＋蜂蜜

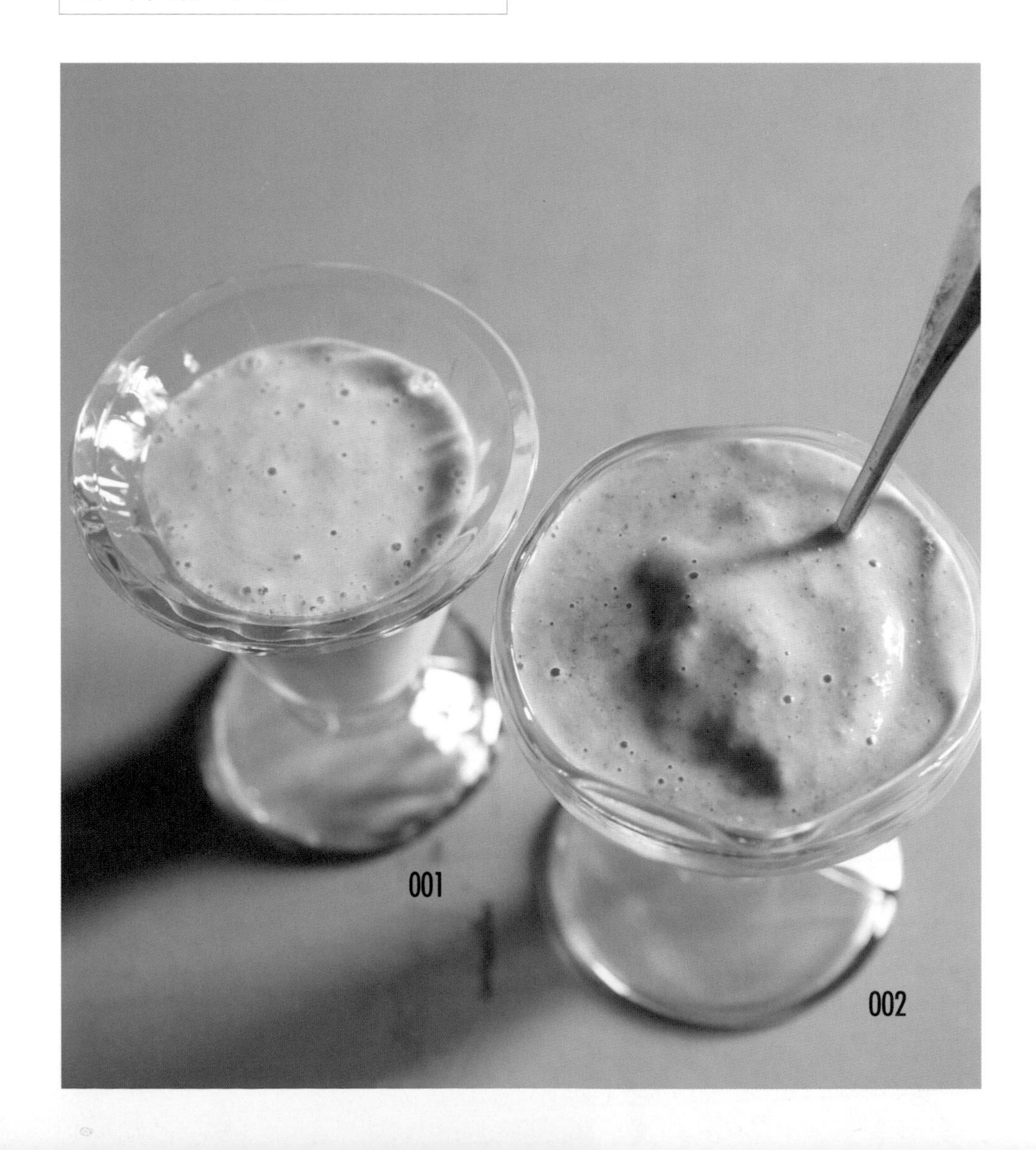

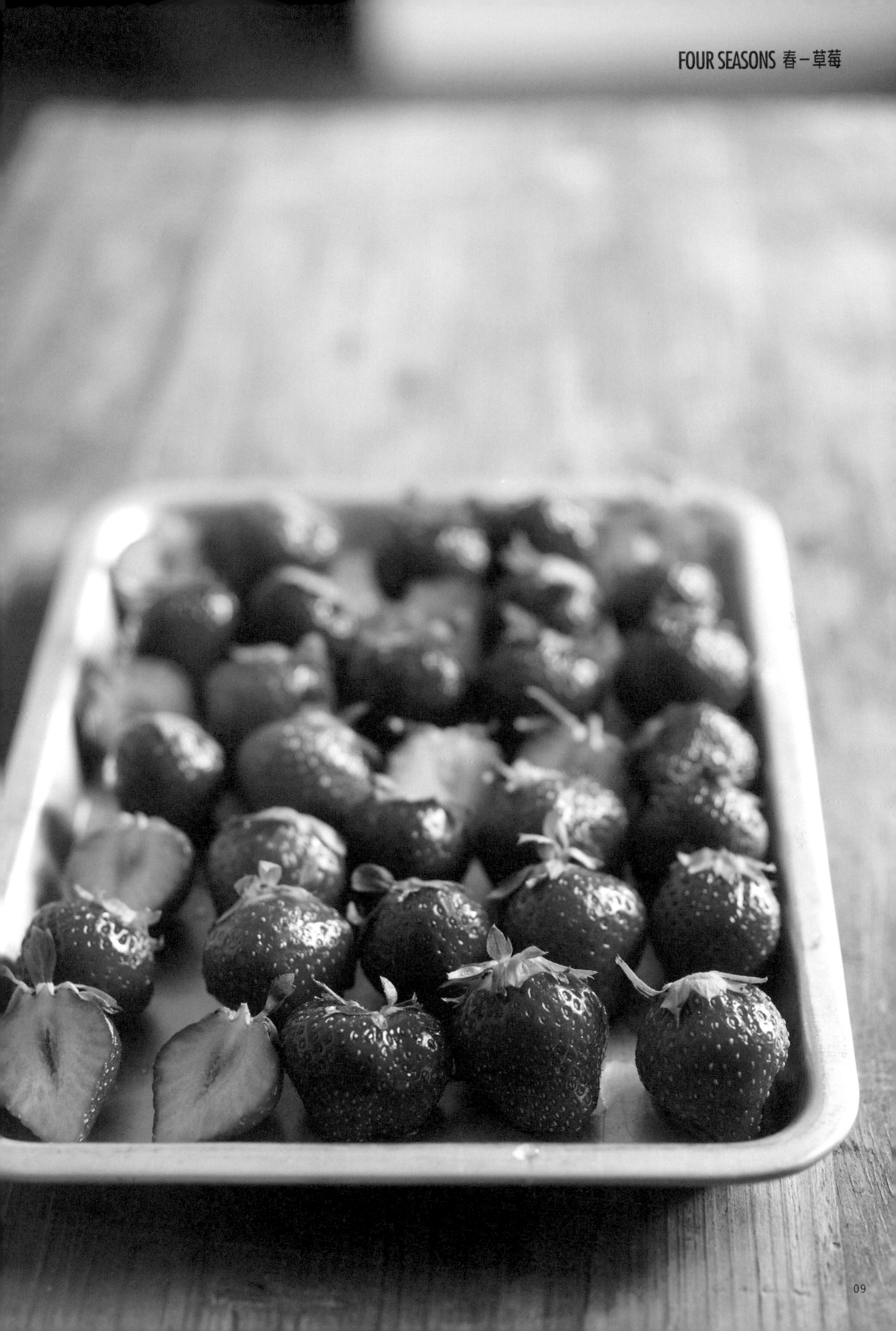

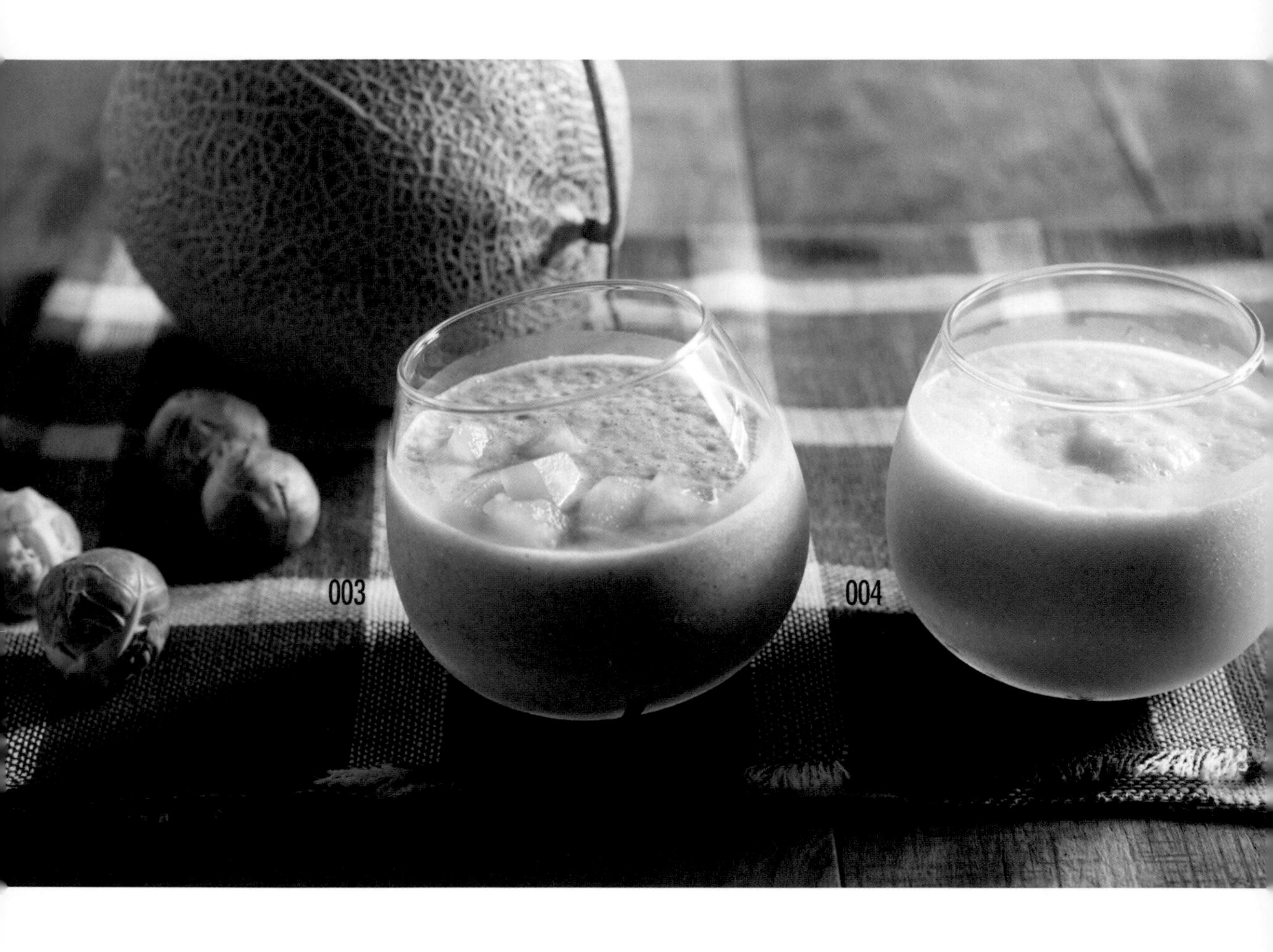

003 哈密瓜與高麗菜心豆漿精力湯

材料 1人份

豆漿（製冰盒冷凍）…………120ml份
哈密瓜…………100g
高麗菜心…………3顆
鹽…………1小撮

作法

1｜哈密瓜削皮去籽，切成一口大小。
2｜將豆漿、高麗菜心、哈密瓜、鹽依序放入調理機內攪拌。

Taste 鹽可提出哈密瓜甜味，並且抑制高麗菜心的獨特苦味及菜腥味。

004 哈密瓜與芹菜豆漿精力湯

材料 1人份

豆漿…………30ml
哈密瓜（冷凍）…………280g（小顆1/2顆份）
芹菜（莖）…………1根

作法

1｜將芹菜去筋，切小塊
2｜將哈密瓜、芹菜、豆漿依序放入調理機內攪拌。

Memo
哈密瓜削皮去籽，切成一口大小後冷凍保存。帶點奢侈氣氛的精力湯。
003 建議使用冷凍豆漿製作。此外，單以「結凍豆漿」注入豆漿攪拌飲用，口感也非常清爽美味。
004 芹菜有助於促進體內多餘水分的排出，具有消種效果。

Arrangement
豆漿＋哈密瓜＋綠蘆筍＋蜂蜜

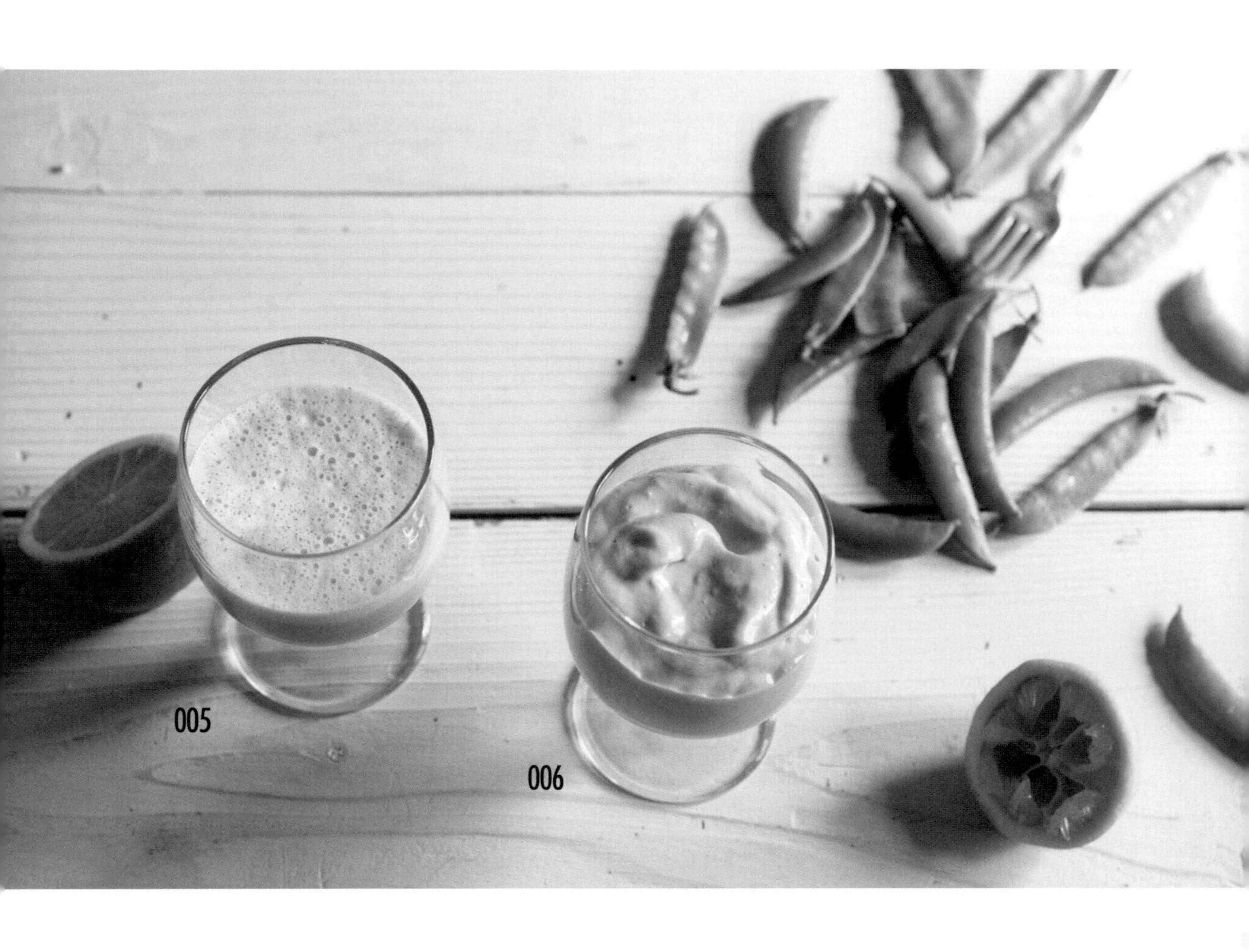

005 豌豆薑汁豆漿精力湯

材料 1人份

豆漿…………100ml
豌豆（冷凍）…………10根
生薑（磨泥）…………1/2小瓢
薄荷（葉）…………5片
蜂蜜…………1大匙

作法

豌豆、薑汁、薄荷、豆漿、蜂蜜依序放入調理機內攪拌。

Taste 薑汁的香氣與辛辣風味，藉由蜂蜜的甘甜調和成為成熟大人風格。薄荷葉可去除菜腥味，變得順口好喝。

Memo

將豌豆或甜豆去筋，水煮後冷凍備用。豌豆與甜豆都含有豐富胺基酸，有助於恢復疲勞，並滋潤易乾燥的春季肌膚。

005 豌豆較為柔軟，菜腥味也少，因此可利用生豌豆製作。

006 甜豆含有多種體內必須胺基酸，具有提升注意力的功效。酪梨則有消腫作用，可調整體內水分比例，對過敏性鼻炎也具紓緩效果。

Arrangement

豆漿＋豌豆＋檸檬＋蜂蜜

006 甜豆與酪梨豆漿精力湯

材料 1人份

豆漿…………180ml
甜豆（水煮冷凍）…………3根
酪梨…………1/2個
檸檬（壓汁）…………1/4顆份
蜂蜜…………1大匙

作法

1｜將酪梨削皮去籽，切成一口大小。
2｜甜豆、酪梨、檸檬汁、豆漿、蜂蜜依序放入調理機內攪拌。

Taste 用湯匙挖起來吃的濃稠精力湯。不習慣甜豆腥味者，可適度增加酪梨或檸檬汁的份量調整。

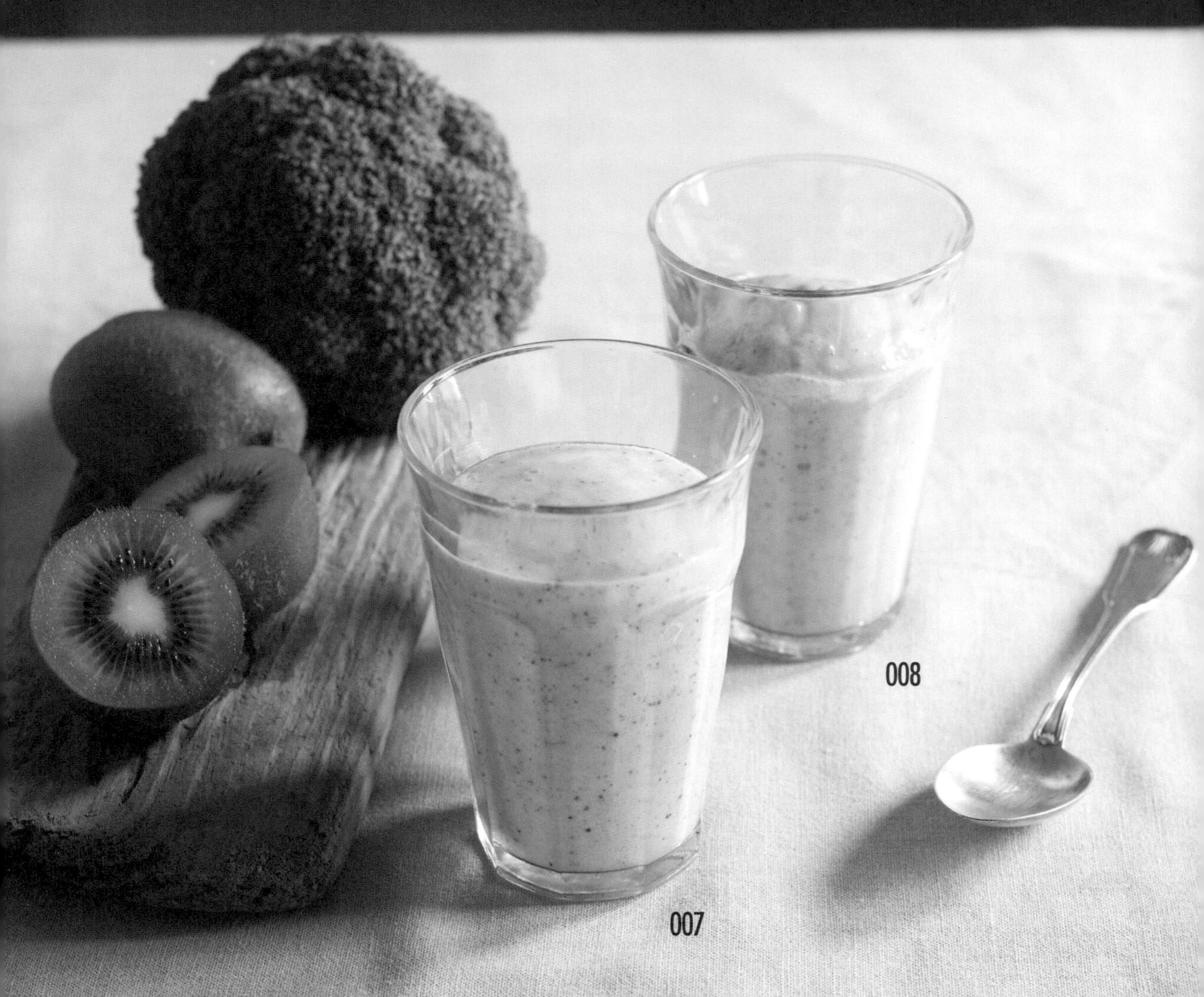

007 奇異果與油菜花豆漿精力湯

材料 1人份

豆漿 …………100ml
奇異果 …………1/2顆
油菜花（水煮冷凍）…………20g
優格 …………1大匙
白芝麻 …………1小匙
蜂蜜 …………1大匙

作法

1｜奇異果去皮，切成一口大小。
2｜將油菜花、奇異果、優格、白芝麻、豆漿、蜂蜜依序放入調理機內攪拌。

Memo
奇異果可有效消除水腫。並具有美肌作用及改善因季節變化而頻感疲倦的體質。油菜花與青花菜則能補足豆漿中不足的維生素C，對於黏膜的發炎症狀與春季過敏性鼻炎均有良好抑制功效。
007 油菜花水煮後，切成一口大小冷凍。
008 將青花菜分成小棵，水煮後冷凍備用。

008 奇異果與青花菜豆漿精力湯

材料 1人份

豆漿 …………180ml
奇異果 …………1/2顆
青花菜（水煮冷凍）…………1/2棵（約100g）
楓糖 …………1大匙

作法

1｜奇異果去皮切成一口大小。
2｜調理機內依序放入青花菜、奇異果、豆漿、楓糖後攪拌。

Taste 奇異果與青花菜的顆粒口感讓這款精力湯更增添食用樂趣。

009 高麗菜與香蕉豆漿精力湯

材料 1人份

豆漿…………50ml
高麗菜…………1片
香蕉…………1根
檸檬（榨汁）…………少許
巴西里…………1根

作法

1｜香蕉剝皮，切成一口大小。
2｜調理機內依序放入高麗菜、香蕉、芹菜、檸檬汁、豆漿後攪拌。

Memo
高麗菜纖維質含量高，切成小塊可縮短製作時間。具有良好整腸作用與回復疲勞效果，對於環境變化而感到身心疲倦時的最佳蔬菜。
009 香蕉與芹菜富含鉀離子，具有良好消腫效果。
010 奇異果去皮切片冷凍保存備用。碳酸水可促進體內老廢水分的排出，可長年攝取飲用的推薦款。

010 高麗菜與奇異果豆漿萊姆氣泡飲

材料 1人份

豆漿…………50ml
高麗菜…………1片
奇異果（冷凍）…………1/2顆
萊姆（榨汁）…………1/2顆份
薄荷（葉）…………5片
砂糖…………1小匙
碳酸水…………150ml
冰塊…………3～4個
※薄荷葉為裝飾用，適量即可。

作法

1｜調理機內依序放入奇異果、高麗菜、薄荷、萊姆、砂糖、豆漿加以攪拌。
2｜杯子內加入冰塊、1與碳酸水徐徐拌勻，再以薄荷葉裝飾。

Taste 碳酸水與萊姆的清新口感，入喉後可讓身心清爽舒暢。

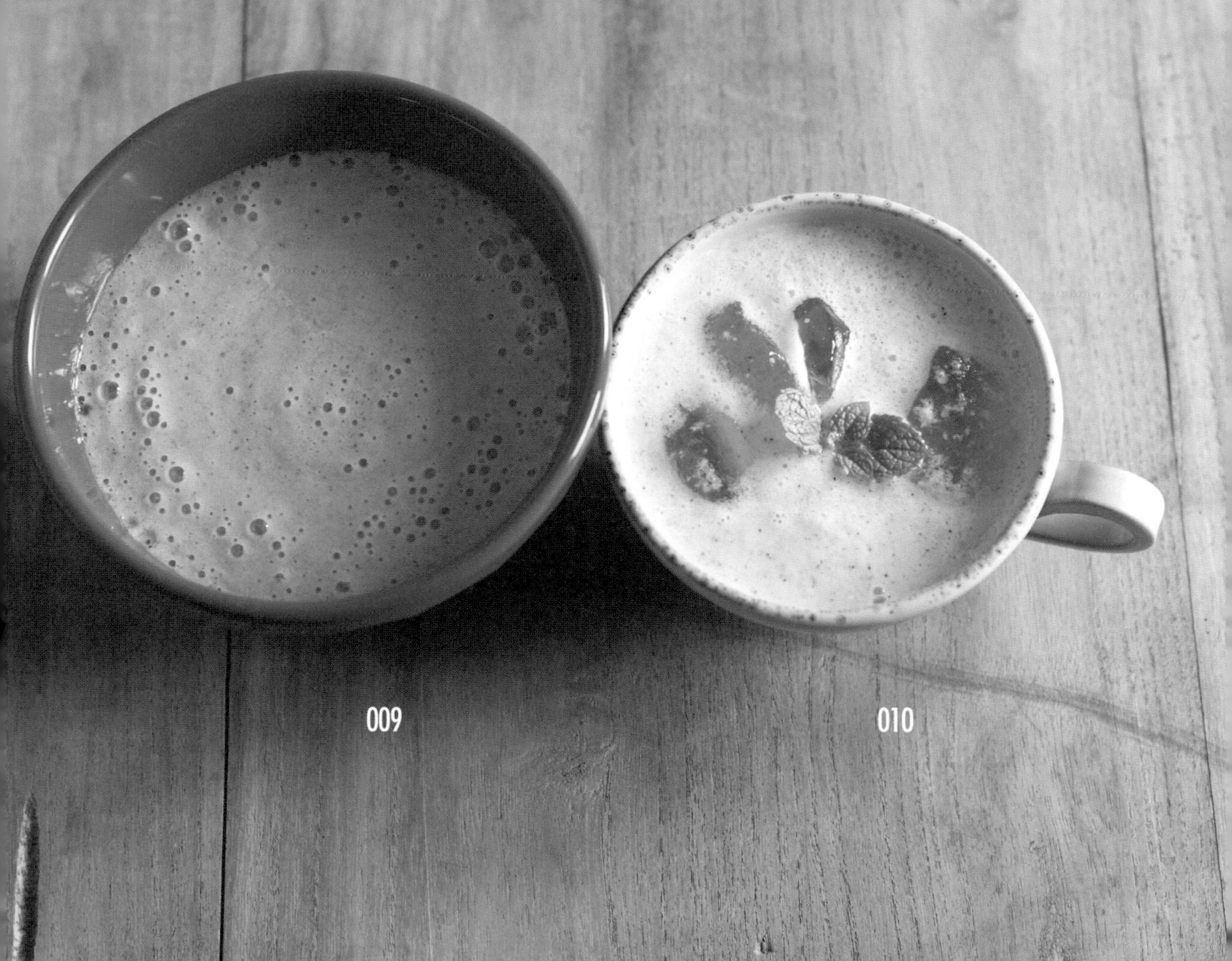

009　010

011 三葉菜與櫻桃、柑橘豆漿精力湯

材料 1人份

豆漿 …………100ml
三葉菜 …………10g
櫻桃（冷凍）…………8顆
柑橘 …………1/2顆
楓糖 …………1大匙
※切下一片半月形橘子片留做最後裝飾用。

作法
1｜橘子去皮剝片，三葉菜切碎。
2｜將櫻桃、柑橘、三葉菜、豆漿、楓糖依序放入調理機攪拌。

Memo
三葉菜含有豐富維生素C，具有預防感冒、美肌、回春、調整皮脂分泌，整腸等多種功效。特別是春季的三葉菜效果更為顯著。
011 櫻桃為產季極短的水果。使用國產或是美國產均OK。冷凍時宜先去籽。
012 香蕉去皮，切成1cm圓片，淋上檸檬汁後冷凍備用。豆漿的濃淡可依喜好調整。

012 三葉菜與酪梨豆漿精力湯

材料 1人份

豆漿 …………180ml
三葉菜 …………10g
酪梨 …………1/2顆
香蕉（冷凍）…………1根
檸檬（榨汁）…………1/4顆
蜂蜜 …………1大匙

作法
1｜酪梨削皮去籽，切成一口大小。三葉菜切碎。
2｜調理機內依序放入香蕉、酪梨、三葉菜、檸檬、豆漿、蜂蜜後攪拌。

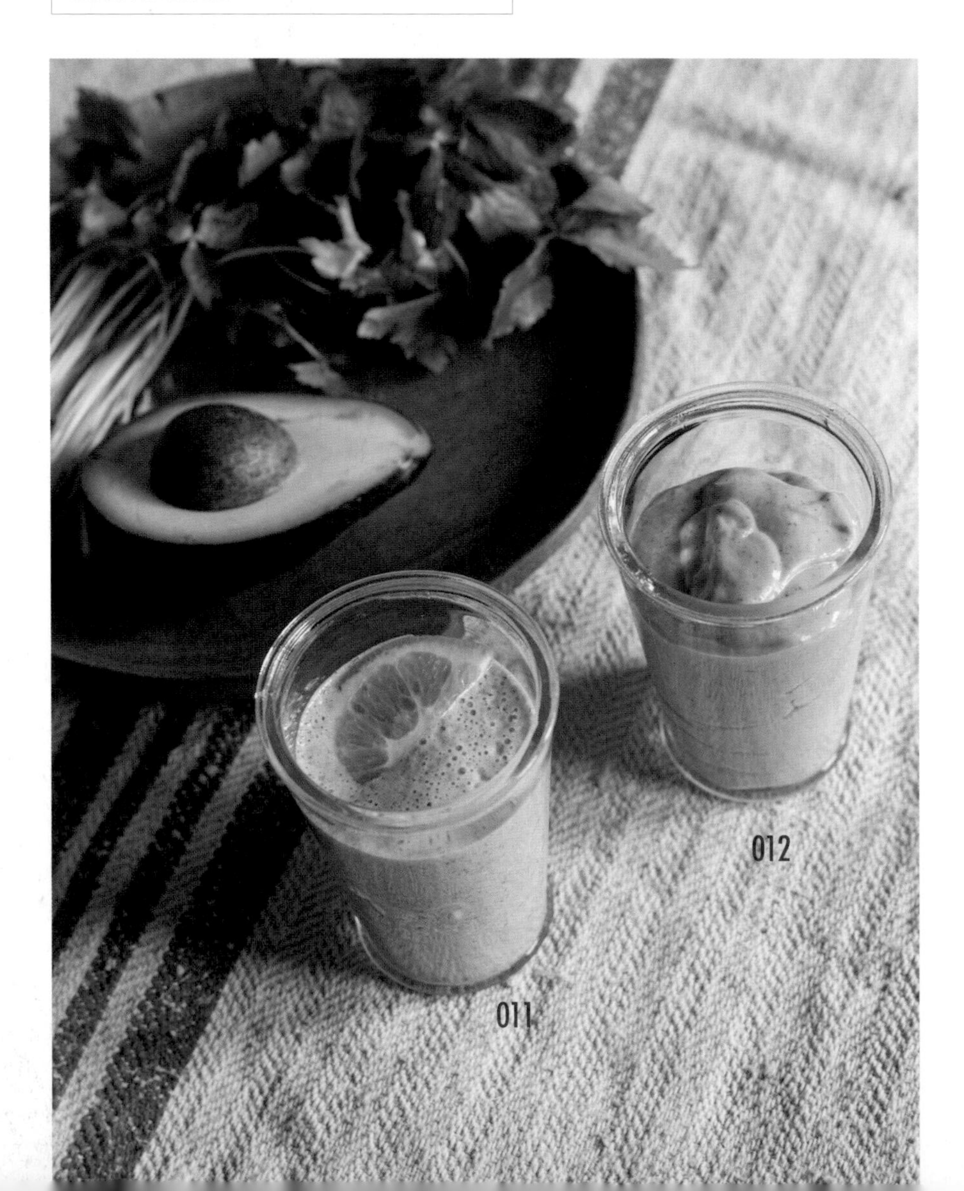

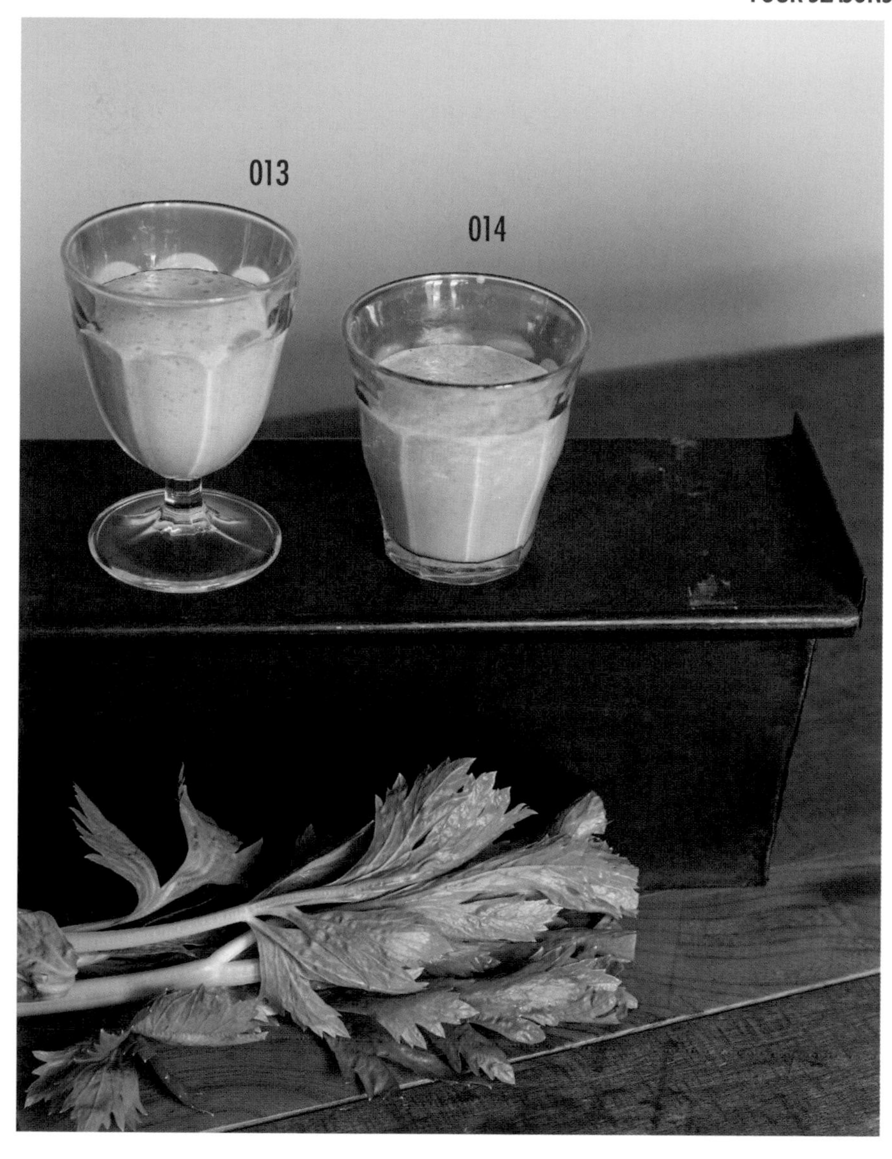

013 芹菜與番茄豆漿精力湯

材料 1人份

豆漿…………180ml
芹菜（莖）…………1根
番茄（冷凍）…………1/2顆
蜂蜜…………1大匙

作法

1｜芹菜去筋，切成小塊。
2｜調理機內依序放入番茄、芹菜、豆漿、蜂蜜後攪拌。

Taste 添加蜂蜜，可消除芹菜及番茄的菜腥味。是一款可品嚐冷凍番茄如冰沙般的順口精力湯。

014 芹菜與紅蘿蔔薑汁豆漿精力湯

材料 1人份

豆漿…………180ml
芹菜…………5cm
紅蘿蔔…………1/4根
生薑（磨泥）…………1匙
蜂蜜…………1大匙

作法

1｜芹菜去筋，切小塊。紅蘿蔔切成一口大小。
2｜調理機依序放入芹菜，紅蘿蔔，豆漿，蜂蜜後攪拌。

Memo
芹菜含有豐富的維生素與礦物質，可有效預防感冒。獨特的香氣則具有舒緩身心作用。
013＆014 蔬菜的組合搭配可藉由添加甜味而變得順口易飲用。番茄與紅蘿蔔的甜味呈現似乎水果的口感。
013 番茄去蒂頭，切塊冷凍保存備用。
014 紅蘿蔔若確定為無農藥產品，即可連皮使用。

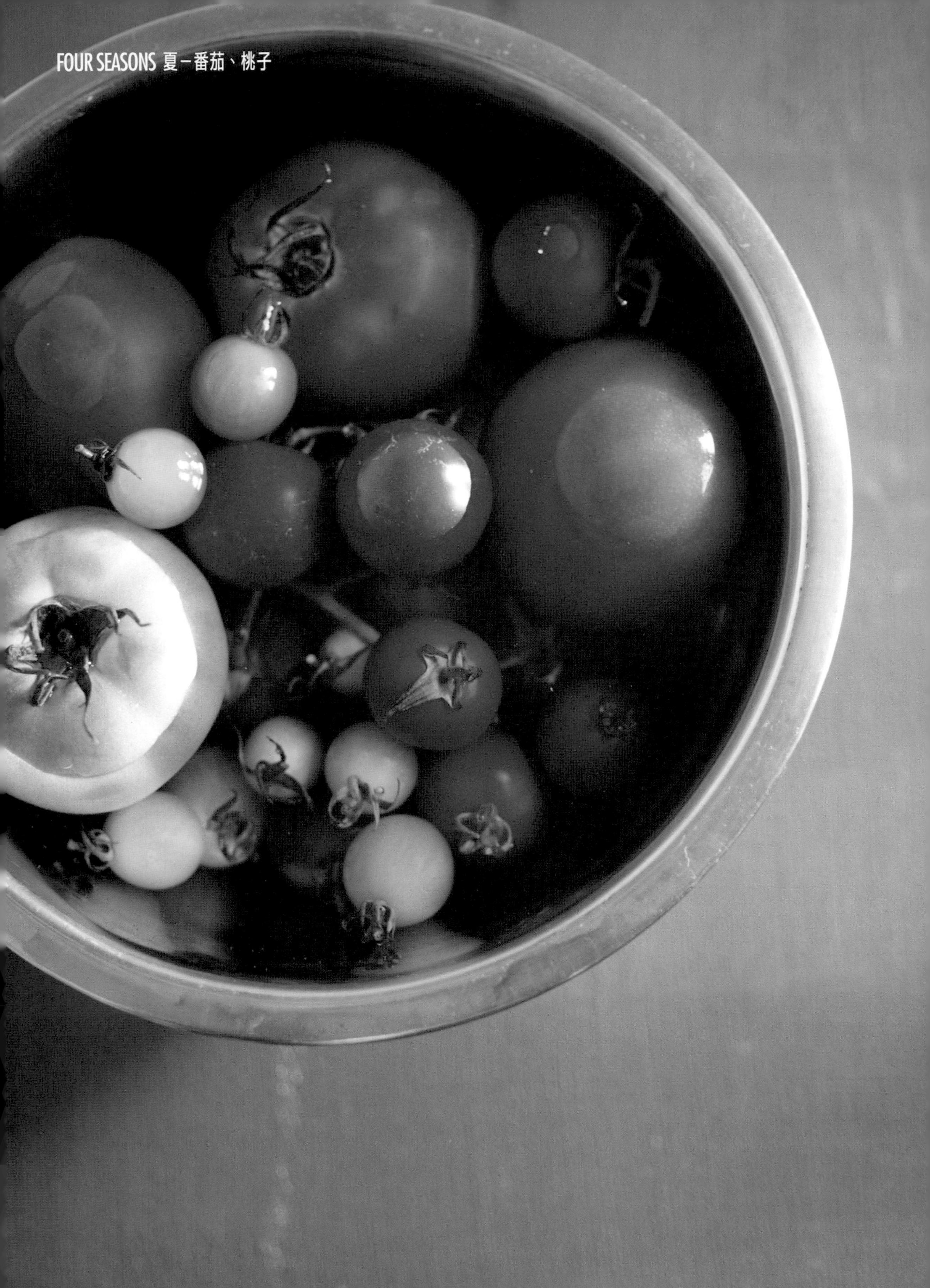

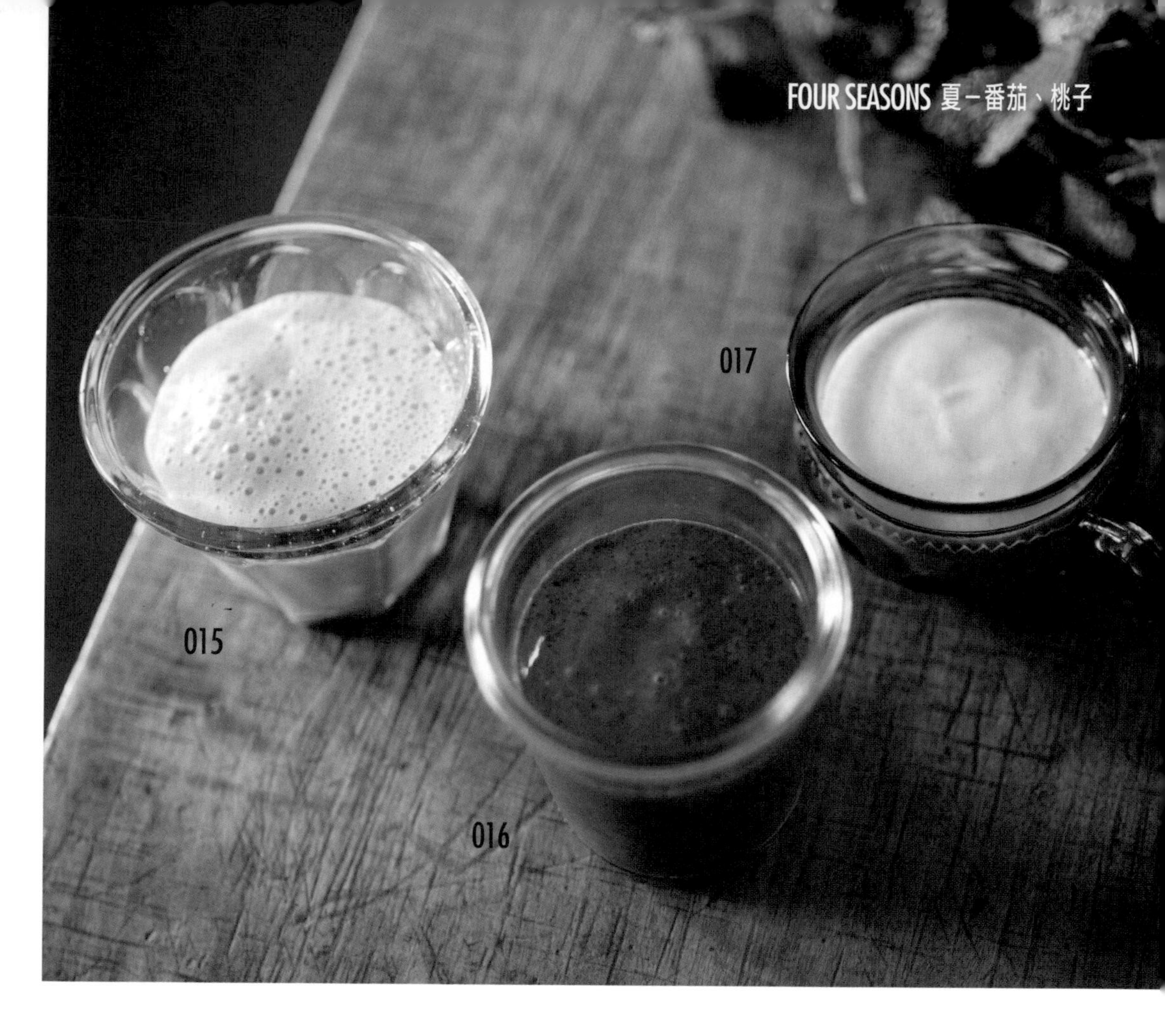

015 番茄與桃子、優格豆漿精力湯

材料 1人份

豆漿 …………100ml
番茄 …………1/2顆
桃子 …………1/2顆
優格 …………1大匙
檸檬（榨汁）…………1/4顆份
蜂蜜 …………1大匙

作法

1｜番茄去蒂頭後切成一口大小，桃子削皮去籽後切成一口大小。
2｜調理機內依序放入桃子、番茄、優格、檸檬、豆漿、蜂蜜後攪拌。

017 桃子與薑汁豆漿精力湯

材料 1人份

豆漿 …………180ml
桃子 …………1/2顆
生薑（磨泥）…………1匙
薄荷（葉）…………4片

作法

1｜桃子去皮去籽，切成一口大小。
2｜調理機內依序放入桃子、薑泥，薄荷，豆漿後攪拌。

016 番茄與藍莓鹹味豆漿精力湯

材料 1人份

豆漿 …………180ml
番茄 …………1/2顆
藍莓（冷凍）…………50g
鹽 …………1大匙

作法

1｜番茄去蒂切成一口大小，放入保存罐或是密封拉鏈袋內。撒上薄鹽，放置3小時以上。
2｜調理機內依序放入藍莓、番茄、豆漿後攪拌。

Taste 藍莓的甜味與鹽漬番茄的鹹味意外地合適。可同時品嚐甜、酸、鹹的多層次口感。

Memo
番茄和桃子都具有消除夏日中暑及恢復疲勞的功效。加鹽番茄可補給體內礦物質的流失。
015&017 低溫保存的桃子會降低甜份，因此建議使用新鮮產品。冷凍存放前，先削皮去籽後切成一口大小，並淋上檸檬汁
016 製作夏季最佳保存食材，鹽漬番茄只要醃一個晚上即會出水。直接用於煮湯或是果汁都非常方便，大約可存放一星期。藍梅則清洗後冷凍保存。
017 薑汁具有調節體溫的效果。

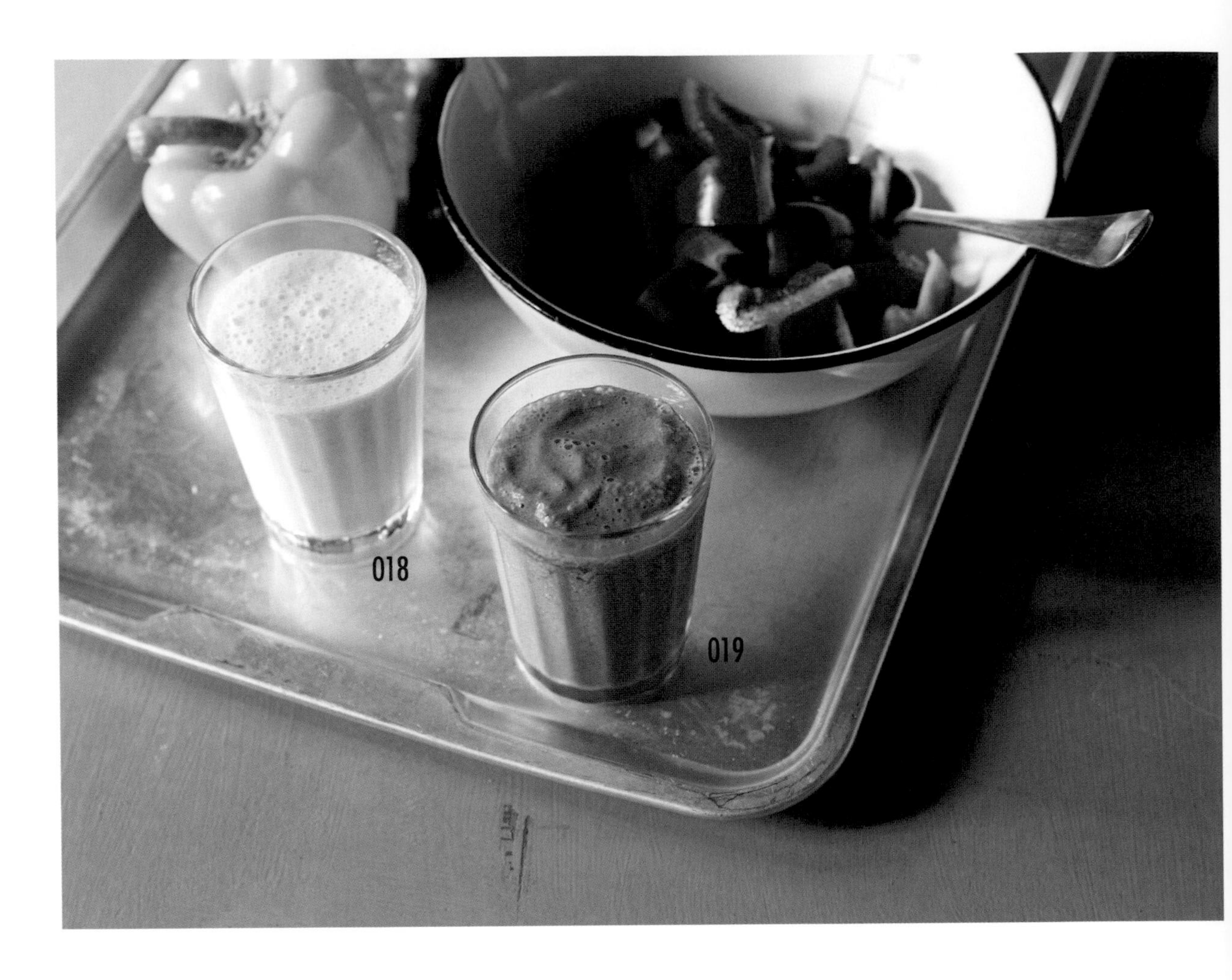

018 黃甜椒與鳳梨豆漿精力湯

材料 1人份

豆漿…………150ml
甜椒（黃色）…………1/4顆
鳳梨（冷凍）…………50g
楓糖…………1大匙

作法

1｜甜椒去蒂頭，去芯去籽後切成一口大小。
2｜調理機內依序放入鳳梨、甜椒、豆漿、楓糖後攪拌。

Taste 甜椒微微苦味搭配鳳梨香甜，呈現爽口美味。

Memo
同色系食材組合搭配出不可思議的和諧美味！甜椒富含維生素C，可有效預防紫外線對肌膚的傷害。鉀離子可促進盛夏季節過度攝取的水份排出，預防水腫。
018 鳳梨削皮去芯後切成一口大小。
019 紅甜椒內含的唐辛子成份可促進脂肪燃燒，番茄內的茄紅素則具美膚效果。番茄去蒂頭切塊冷凍保存備用。

019 紅甜椒與番茄豆漿精力湯

材料 1人份

豆漿…………50ml
豆漿（製冰盒內冷凍）…………120ml份
甜椒（紅色）…………1/4顆
番茄（冷凍）…………1/2顆
蜂蜜…………1大匙

作法

1｜甜椒去蒂頭，挖籽去芯後切成一口大小。
2｜調理機內依序放入冷凍豆漿、番茄、甜椒、豆漿、蜂蜜後攪拌。

Taste 利用蜂蜜的香甜與豆漿的濃滑，緩和甜椒苦味與番茄酸味的強烈口感。

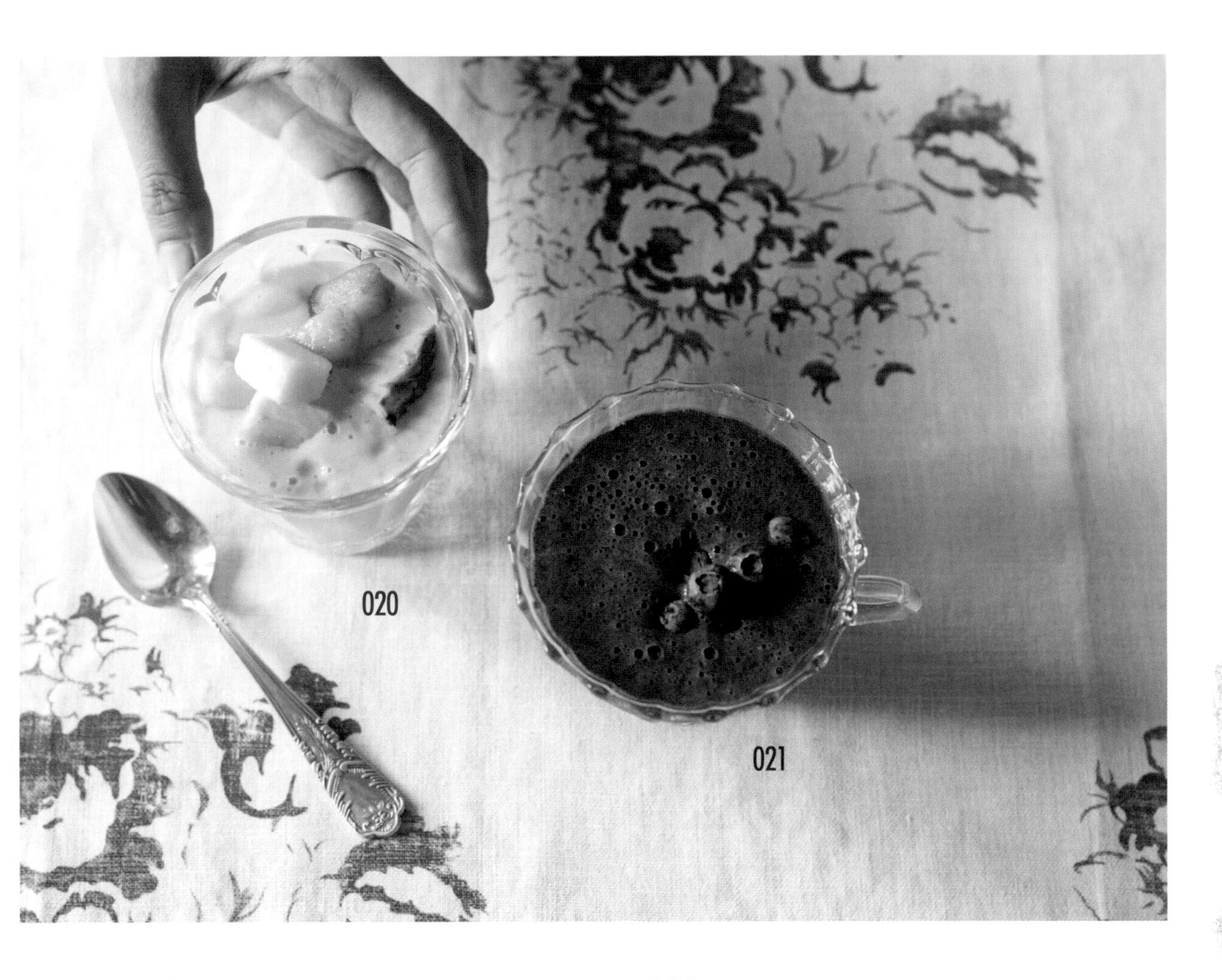

020 青椒與熱帶水果豆漿精力湯

材料 1人份

豆漿…………100ml
青椒…………1顆
芒果（冷凍）…………1/2顆（90g）
鳳梨（冷凍）…………50g
萊姆（搾汁）…………少許
※可取少許芒果與鳳梨作為裝飾。

Taste 完全沒有青椒腥味，連討厭青椒的人都能輕鬆飲用的搭配組合。

021 青椒與藍莓豆漿精力湯

材料 1人份

豆漿…………100ml
青椒…………1顆
藍莓（冷凍）…………50g
楓糖…………1大匙
藍莓（新鮮）…………有的話取適量

作法

1｜青椒去蒂頭即可，切成一口大小
2｜調理機內依序放入藍莓（冷凍）、青椒、豆漿、楓糖後攪拌。
3｜倒入玻璃容器後以新鮮藍莓裝飾。

Memo
青椒的籽和芯可促進食物纖維及膽固醇排放。因此只要去蒂頭即可，種籽與芯保留一同攪拌飲用。此外，青椒也具有促進體內血液循環的功效。

020 濃郁加上豐富的水果，飽足感十足。想要清爽一點的口感時可增加豆漿份量50～100ml。芒果削皮去籽、鳳梨削皮去芯後切成一口大小冷凍備用。

021 藍莓為季節性水果，對改善眼睛疲勞有良好效果。不用冷凍，使用新鮮藍莓製作也OK。

022 秋葵與梨豆漿精力湯

材料 1人份

豆漿 …………100ml
秋葵（水煮冷凍）…………2根
梨 …………1/2顆
優格 …………1大匙

作法

1｜將梨削皮去籽，切成一口大小。
2｜調理機內依序放入秋葵、梨、優格、豆漿後攪拌。

Taste 秋葵的黏稠感與梨的清甜組合，是適合夏季的爽口風味。

023 秋葵與黃麻菜豆漿精力湯

材料 1人份

豆漿 …………100ml
秋葵（水煮冷凍）…………2根
黃麻菜（葉）…………10g
生薑（磨泥）…………1/2匙
鹽海帶 …………1撮

作法

1｜調理機內依序放入秋葵、黃麻菜、生薑、鹽海帶、豆漿後攪拌。

Memo
秋葵含豐富膳食纖維，對消化系統有極大益處。此外，也具有恢復疲勞的效果，是對抗炎夏身心倦怠的最佳蔬菜。秋葵可連蒂頭一同下水燙熟，再切成一口大小冷凍保存。

022 優格與豆漿是最佳拍檔的食材組合。優質蛋白質具有增進腸道內益菌生長的效果。梨則可利尿，有助於消除水腫。可舒緩各種中暑症狀。

023 黃麻菜中含有的鉀離子，可促進體內多餘水份的排出。

022

023

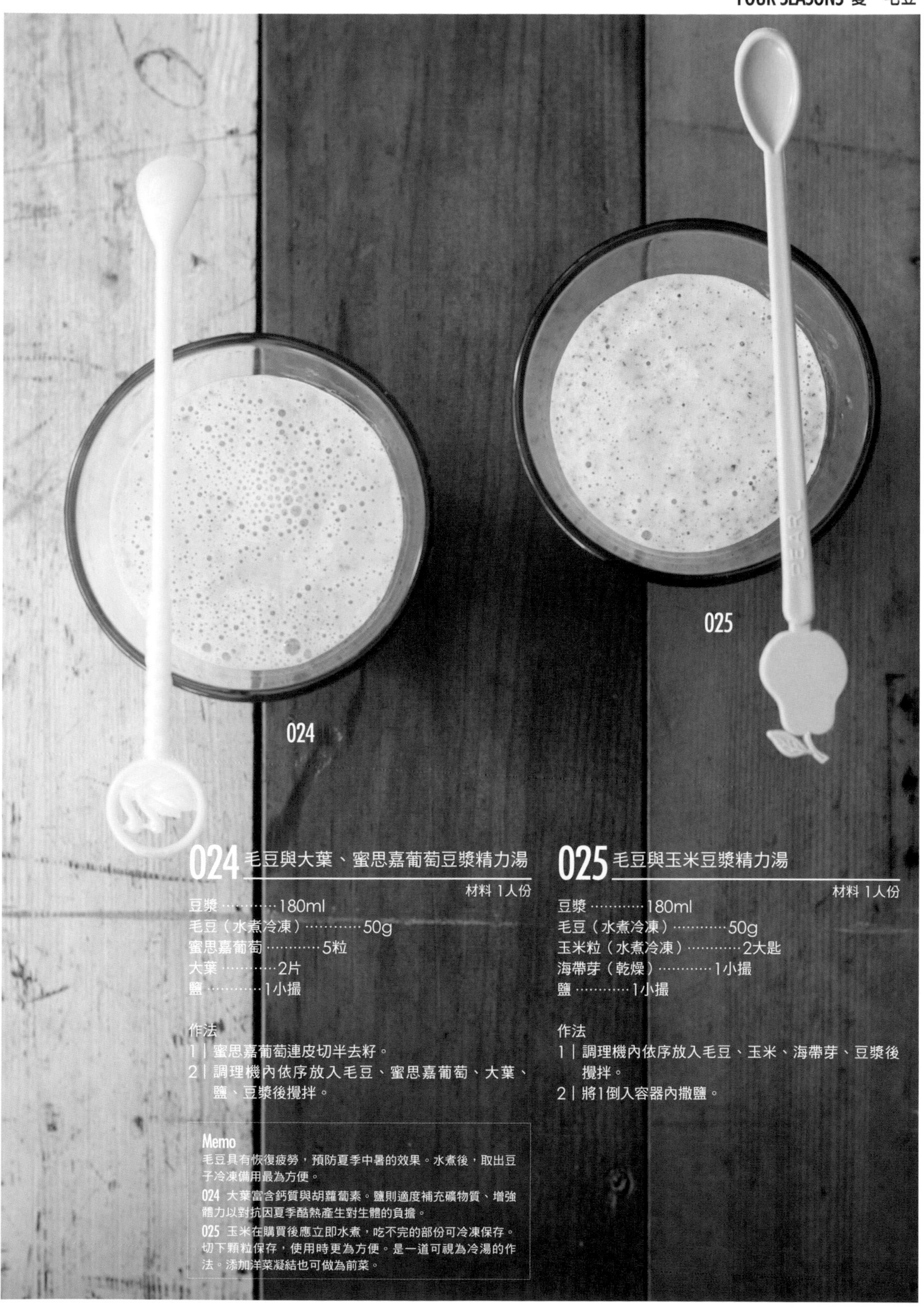

024 毛豆與大葉、蜜思嘉葡萄豆漿精力湯

材料 1人份

豆漿 …………180ml
毛豆（水煮冷凍）…………50g
蜜思嘉葡萄…………5粒
大葉 …………2片
鹽 …………1小撮

作法

1｜蜜思嘉葡萄連皮切半去籽。
2｜調理機內依序放入毛豆、蜜思嘉葡萄、大葉、鹽、豆漿後攪拌。

025 毛豆與玉米豆漿精力湯

材料 1人份

豆漿 …………180ml
毛豆（水煮冷凍）…………50g
玉米粒（水煮冷凍）…………2大匙
海帶芽（乾燥）…………1小撮
鹽 …………1小撮

作法

1｜調理機內依序放入毛豆、玉米、海帶芽、豆漿後攪拌。
2｜將1倒入容器內撒鹽。

Memo

毛豆具有恢復疲勞，預防夏季中暑的效果。水煮後，取出豆子冷凍備用最為方便。

024 大葉富含鈣質與胡蘿蔔素。鹽則適度補充礦物質、增強體力以對抗因夏季酷熱產生對生體的負擔。

025 玉米在購買後應立即水煮，吃不完的部份可冷凍保存。切下顆粒保存，使用時更為方便。是一道可視為冷湯的作法。添加洋菜凝結也可做為前菜。

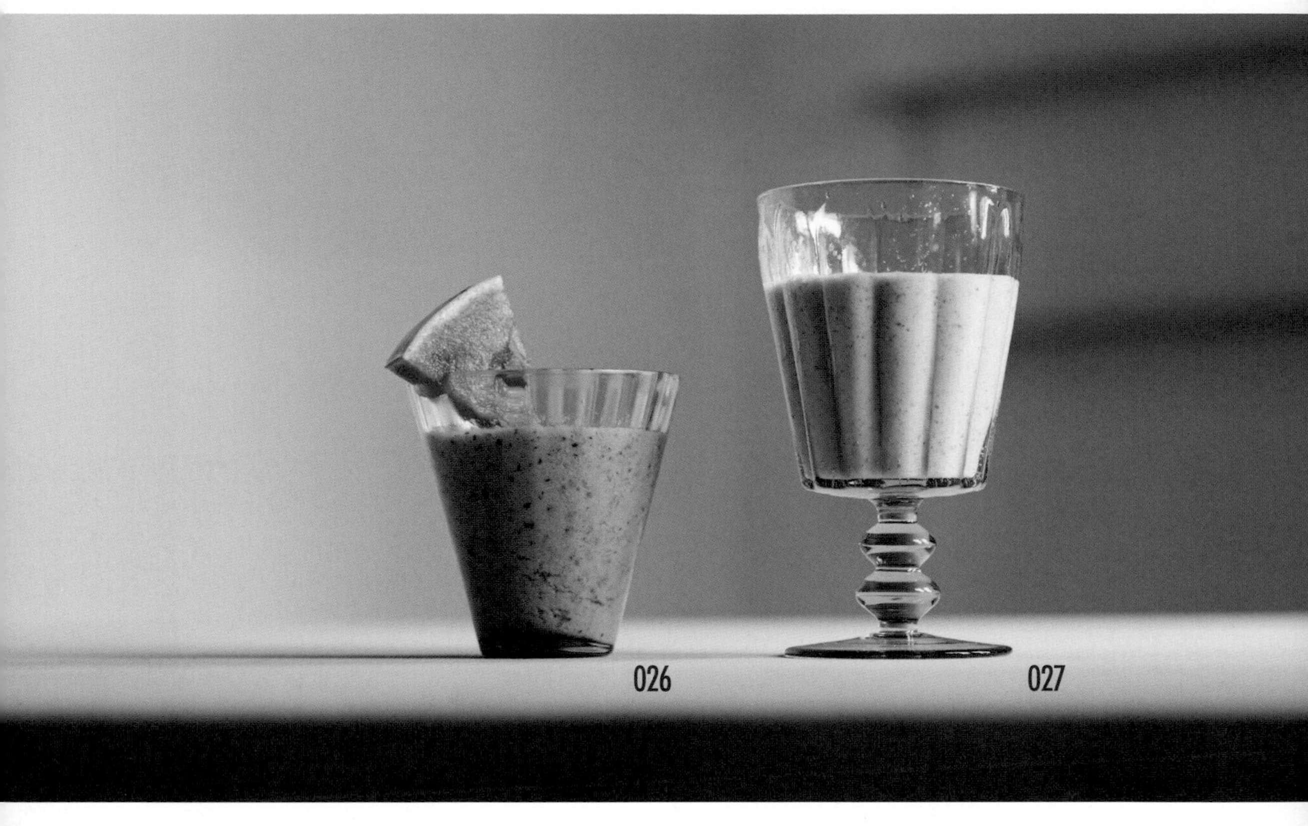

026 西瓜與苦瓜豆漿精力湯

材料 1人份

豆漿…………50ml
西瓜…………100g
苦瓜（冷凍）…………30g
葡萄（冷凍）…………大7顆
※留適量西瓜作為裝飾用

作法

1｜西瓜去皮去籽，切成一口大小。
2｜調理機內依序放入葡萄、苦瓜、西瓜、豆漿後攪拌。最後再飾以西瓜片。

Memo

西瓜中的β胡蘿蔔素及茄紅素具有強力抗氧化作用，可保護受強力紫外線傷害的夏季肌膚。

026 冷凍後的苦瓜可減低原有苦味。去籽後切成半圓形，撒鹽再淋上檸檬汁後冷凍保存。葡萄連皮對切，去籽冷凍。

027 西瓜去皮去籽，切成一口大小，淋上檸檬汁之後冷凍保存。小黃瓜具利尿作用，針對炎夏時期體內過度攝取的水分或是不足水份具有調節作用。不喜歡小黃瓜菜腥的人，可削皮後使用。

027 西瓜與小黃瓜豆漿精力湯

材料 1人份

豆漿…………100ml
西瓜（冷凍）…………40g
小黃瓜…………1/3根
檸檬（榨汁）…………少許
薄荷（葉）…………5片

作法

1｜將小黃瓜切成一口大小。
2｜調理機內依序放入西瓜、小黃瓜、檸檬、薄荷、豆漿後攪拌。

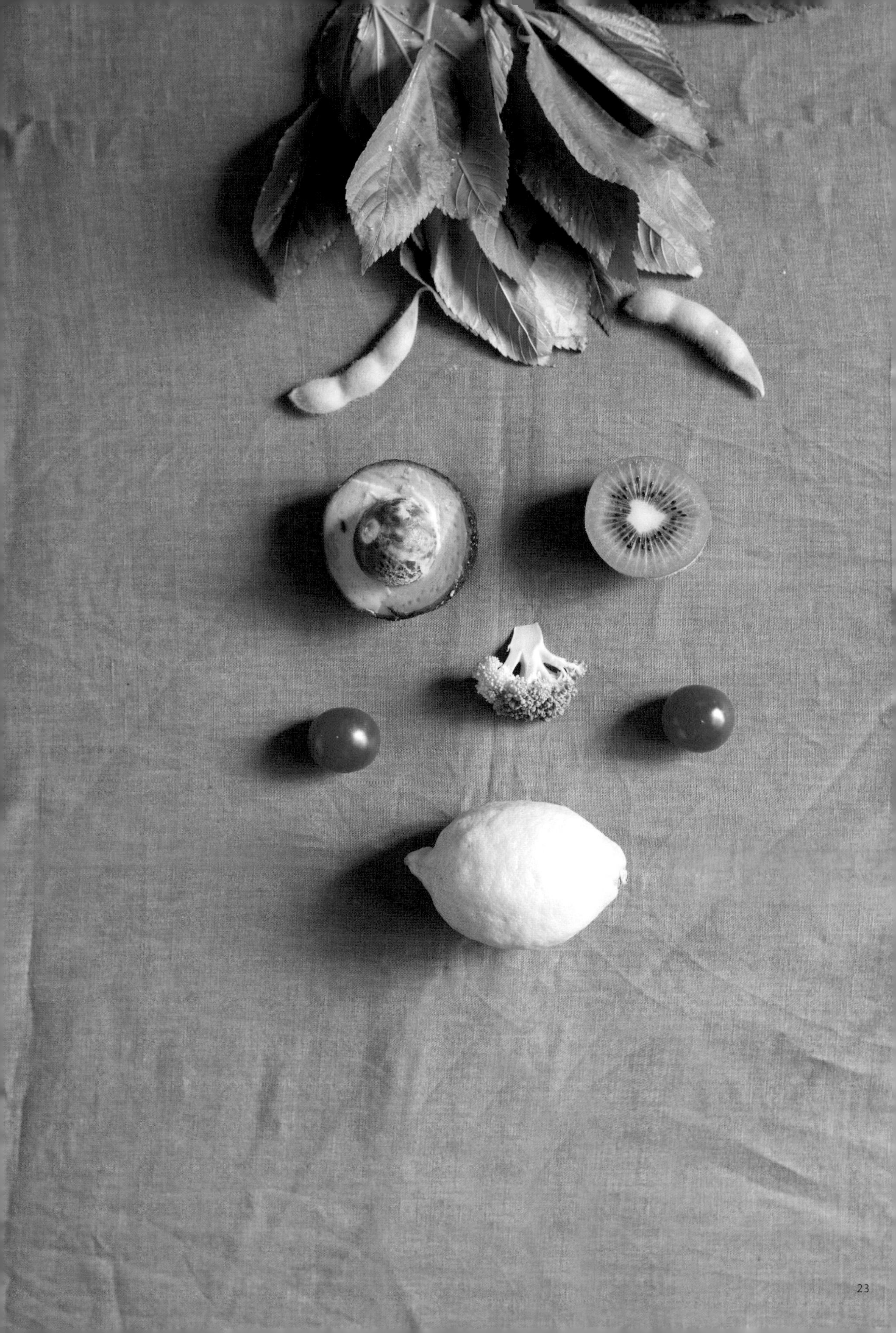

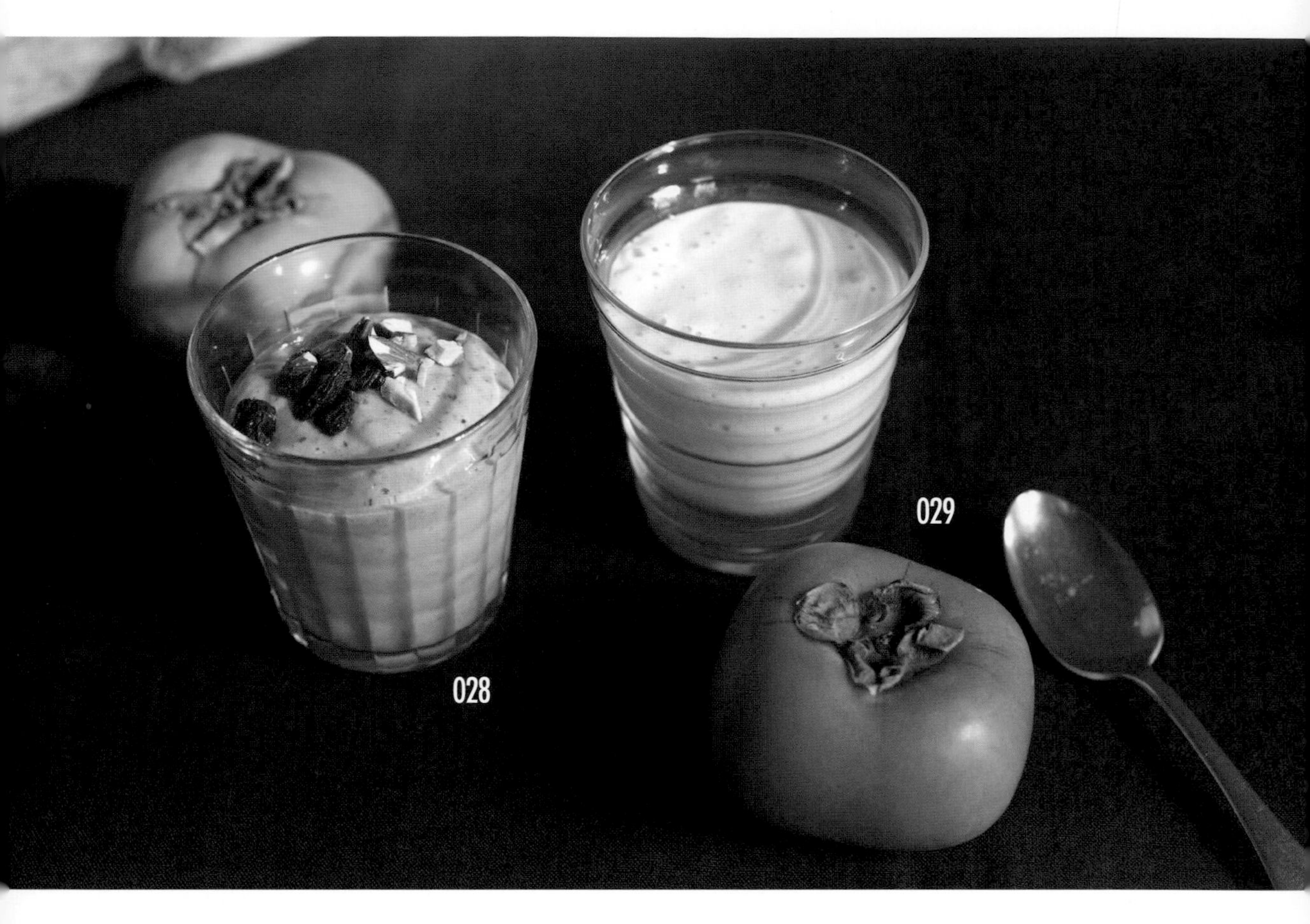

028 柿子與紅蘿蔔豆漿精力湯

材料 1人份

豆漿 …………100ml
柿子（冷凍）…………1/2顆
紅蘿蔔 …………1/4根
杏仁 …………10g
葡萄乾 …………15g
※取適量杏仁與葡萄乾作為裝飾用。

作法

1｜紅蘿蔔切成一口大小，杏仁切碎。
2｜調理機內依序放入柿子、紅蘿蔔、杏仁、葡萄乾、豆漿後攪拌。
3｜以杏仁與葡萄乾裝飾。

Taste 柿子與紅蘿蔔的清甜與豆漿的溫潤非常合適。杏仁的香氣與葡萄乾的濃厚甜味，則呈現厚實飽滿的後味。

029 柿子與香蕉、優格豆漿精力湯

材料 1人份

豆漿 …………100ml
柿子（冷凍）…………1/2顆
香蕉 …………1根
優格 …………1大匙

作法

1｜香蕉去皮切成一口大小。
2｜調理機內依序放入柿子、香蕉、優格、豆漿後攪拌。

Memo
柿子削皮去籽後切成一口大小，淋上檸檬汁後冷凍保存備用。柿子具有防止宿醉的功效，是秋季食慾旺盛的最佳水果。也具有預防感冒的作用。

028 紅蘿蔔具整腸作用，冰冷體質者推薦良品。如果是無農藥紅蘿蔔，即可連皮食用。

029 香蕉含有碳水化合物分解酵素、加上優格的整腸作用，是絕對有益體內環保的完美組合。

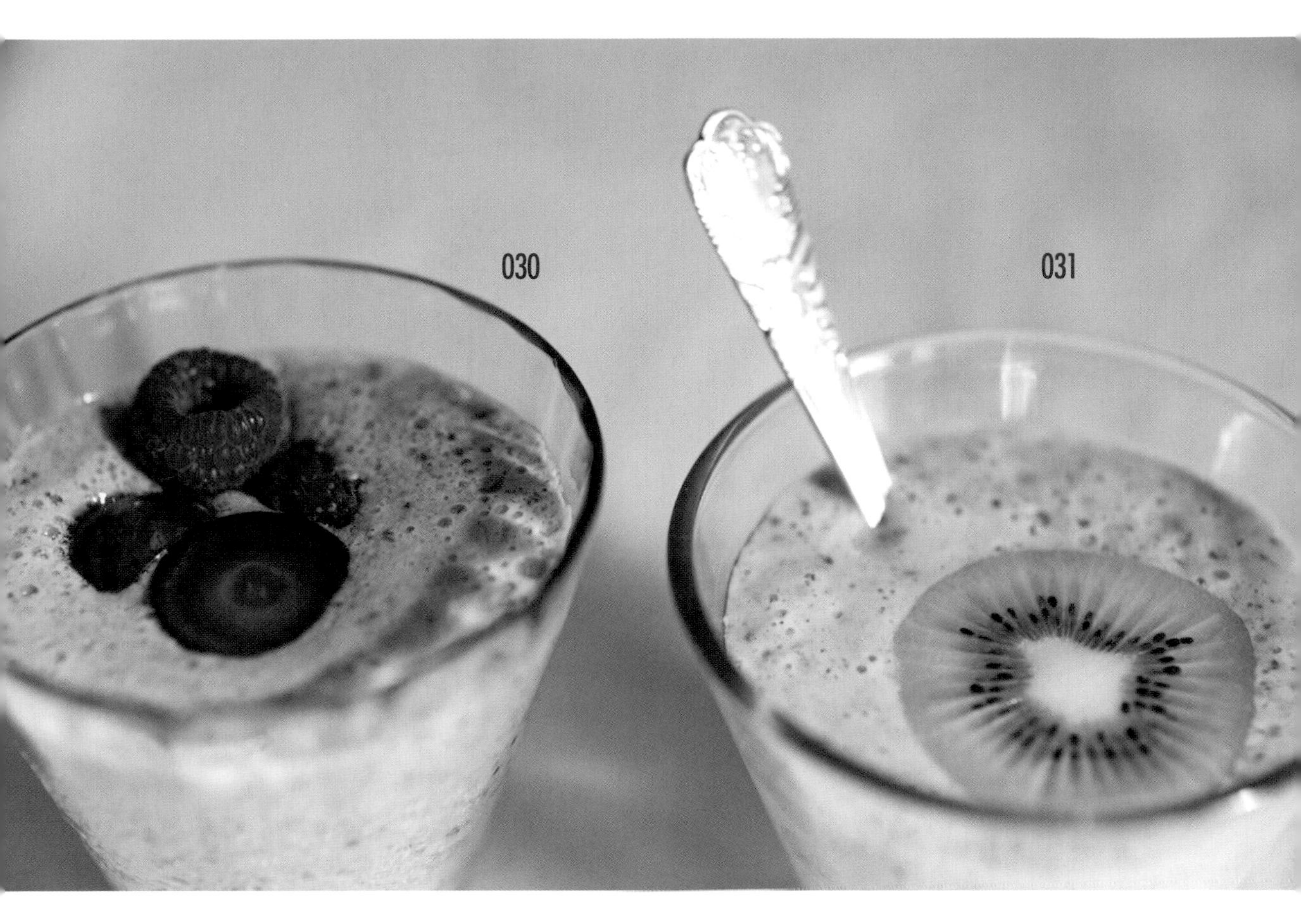

030 葡萄與青江菜豆漿精力湯

材料 1人份

豆漿…………180ml
葡萄（冷凍）…………10粒
青江菜…………1/2顆（60g）
覆盆子（冷凍）…………20g
葡萄、覆盆子（裝飾用／新鮮）…………有的話適量

作法

1｜青江菜洗淨後切碎備用。
2｜調理機內依續加入覆盆子、葡萄、青江菜、豆漿後攪拌。
3｜將2倒入容器內，最後以新鮮葡萄與覆盆子裝飾。

Taste 新鮮青江菜帶有的菜腥味與微辣口感，以及葡萄的淡淡甜甜味道，經由覆盆子的酸味與豆漿的濃醇調和出滑順口感。

031 葡萄與奇異果豆漿精力湯

材料 1人份

豆漿…………180ml
葡萄…………7顆
奇異果…………1/2顆
生薑（磨泥）…………1匙
蜂蜜…………1大匙
※切一片奇異果留做最後裝飾用。

作法

1｜奇異果削皮切成一口大小。
2｜調理機內依序放入葡萄、奇異果、生薑，豆漿、蜂蜜後攪拌。
3｜最後以奇異果片裝飾。

Memo
葡萄皮富含花青素，對抗老化具有良好效果。葡萄連皮對切，去籽後冷凍保存備用。帶皮直接使用營養價值更高。

030 青江菜含有β胡蘿蔔素與維生素C，有效改善夏季疲勞下肌膚的活力回復，消化酵素則可舒緩暴飲暴食對腸胃的傷害。

031 奇異果中的蛋白質分解酵素，可舒緩消化不良。生薑有效提升免疫力、促進血液循環，具有預防感冒功效。

032 無花果與酪梨豆漿精力湯

材料 1人份

豆漿 …………200ml
無花果 …………1個
酪梨 …………1/4顆
優格 …………1大匙

作法

1｜無花果切成一口大小。酪梨去皮去籽，切成一口大小。
2｜調理機內依序放入無花果、酪梨、優格、豆漿後攪拌。

Taste 具飽足食感且風味極為相似的無花果與酪梨的組合。優格的酸味可增添口感的多層次及深度。

Memo
無花果多汁果肉、濃醇豆漿、優格、奶油起司等同質感組合出理想風味。讓人忍不住食慾大開。無花果可連皮直接使用。

032 酪梨含有豐富食物纖維，可促進消化排便。針對過食與減重均有良好效果。

033 無花果與鳳梨均有消化酵素，可補充秋天因過食而負擔沉重的腸胃保健。鳳梨去皮去芯，切成一口大小冷凍保存備用。

033 無花果與鳳梨豆漿精力湯

材料 1人份

豆漿 …………100ml
無花果 …………1個
鳳梨（冷凍）…………30g
生薑（磨泥）…………1匙

作法

1｜無花果切成一口大小。
2｜調理機內依序放入鳳梨、無花果、生薑、豆漿後攪拌。

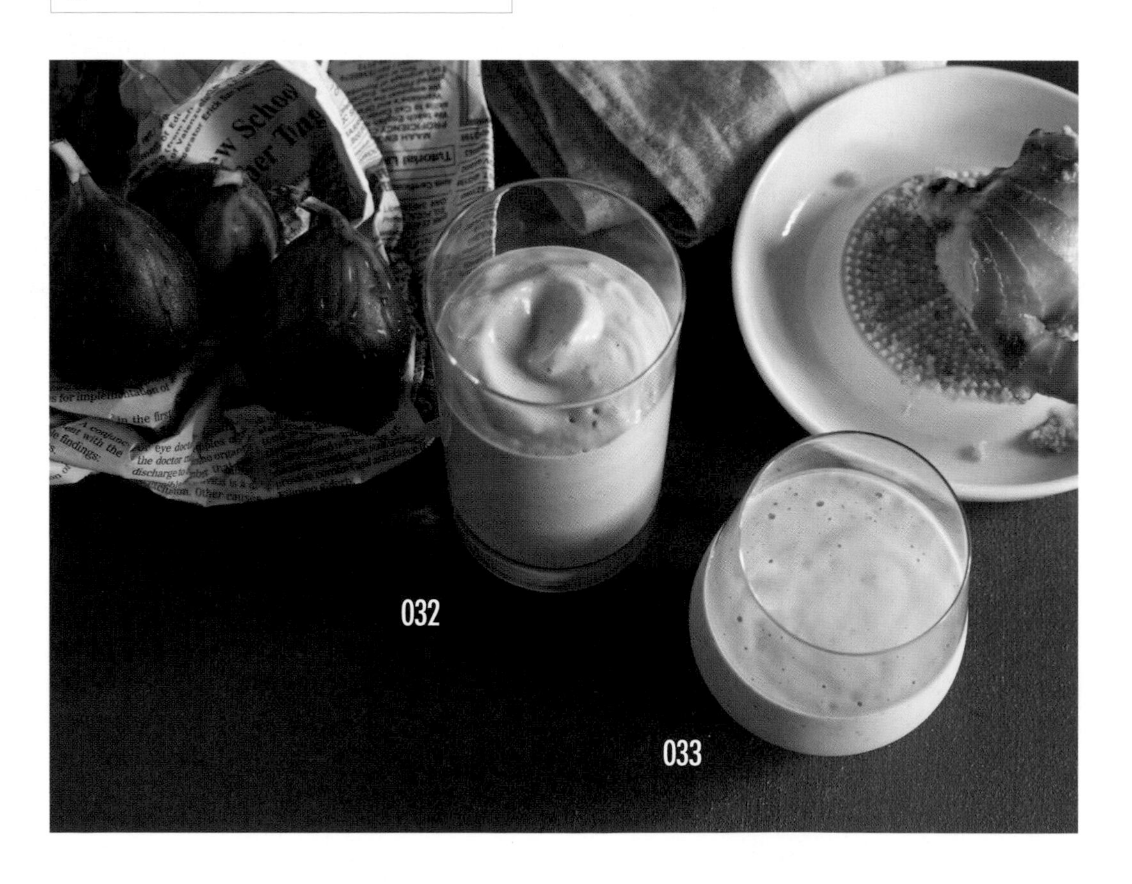

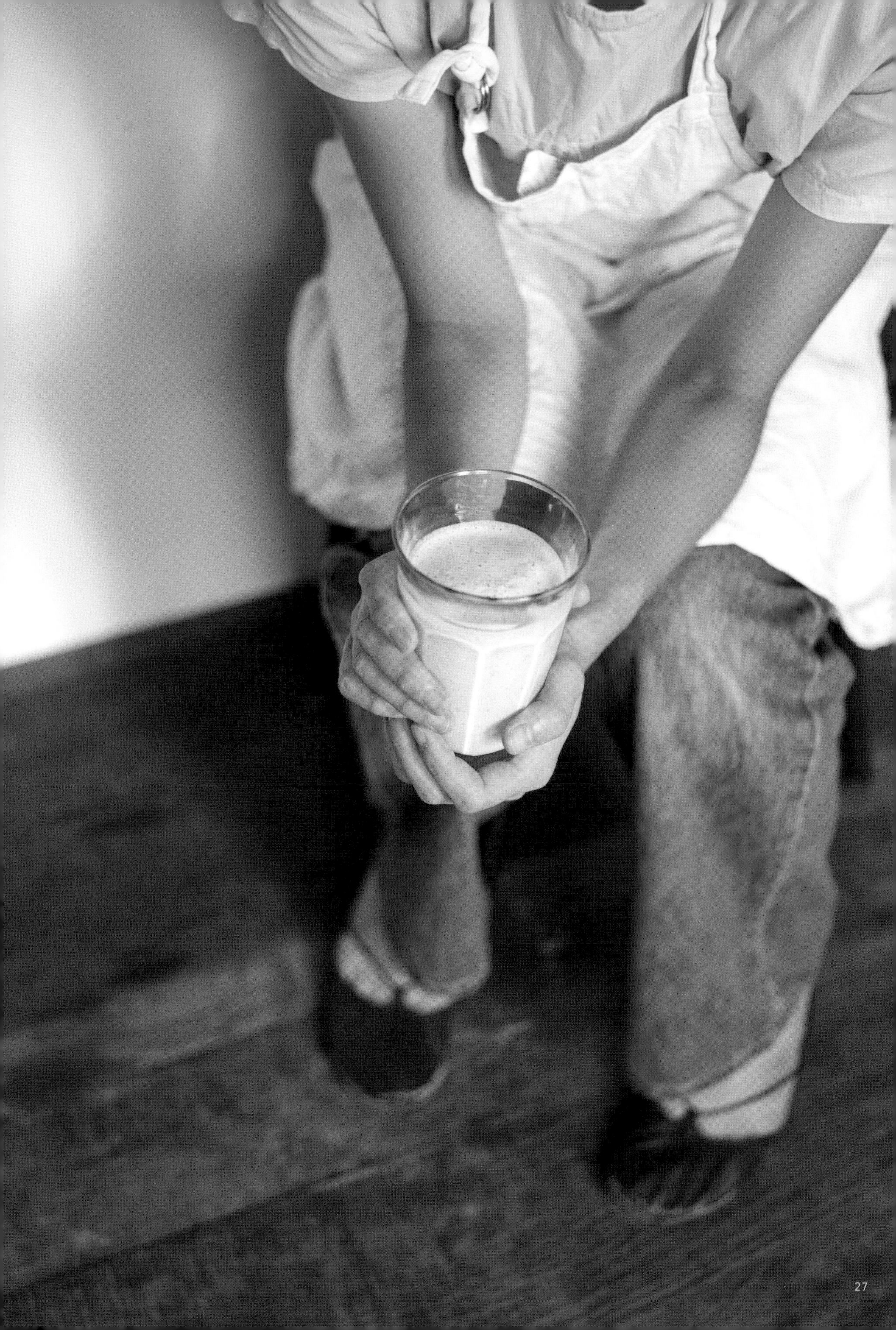

034 洋梨與春菊、奶油起司豆漿精力湯

材料 1人份

豆漿…………180ml
洋梨（冷凍）…………1/2顆
春菊…………20g
奶油起司…………10g
橄欖油…………1/2小匙
鹽…………1小撮

作法

1｜春菊洗淨後切碎。用手將奶油起司壓碎。
2｜調理機內依序放入洋梨、春菊、奶油起司、橄欖油、鹽、豆漿後攪拌。

Taste 洋梨的清爽甜味與奶油起司、橄欖油意外的是理想組合。完全感覺不到春菊的菜腥味。

Memo
梨類削皮去籽，切成一口大小。
034 洋梨中的檸檬酸有助恢復疲勞，鉀離子則具有利尿作用及改善高血壓症狀。春菊可增強易感冒體質。富含鈣質的奶油起司與含有油酸的橄欖油可改善肌膚乾燥現象。將奶油起司預先分成小塊較易軟化使用。沒有洋梨的話，使用一般梨類也OK。
035 梨類含有丹寧酸，可促進酒精排出，具有舒緩宿醉不適的效果。黑棗中的鐵質與豆漿的蛋白質具有增加血液量的效果，是貧血女性最佳食材。盡可能將黑棗弄軟便於攪拌。

035 梨與黑棗豆漿精力湯

材料 1人份

豆漿…………180ml
梨（冷凍）…………1/2顆
黑棗（果乾・去籽）…………2顆份
酸桔（榨汁）…………1/4顆份
※切一片酸桔片留作裝飾用。

作法

1｜黑棗切碎。
2｜調理機內依序放入黑棗、梨、酸桔、豆漿後攪拌。
3｜將2倒入容器後，以酸桔片裝飾。

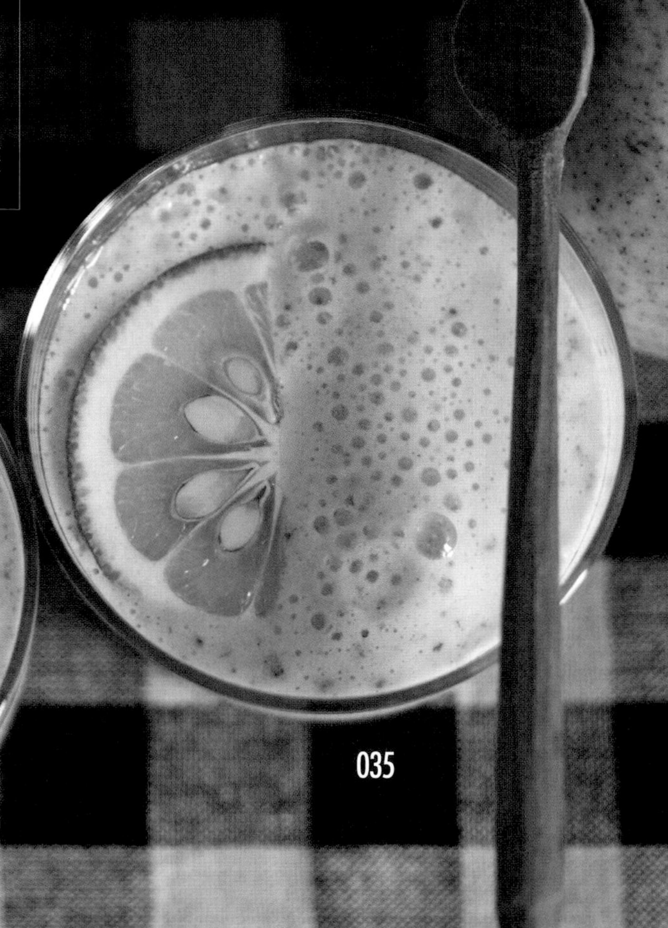

034

035

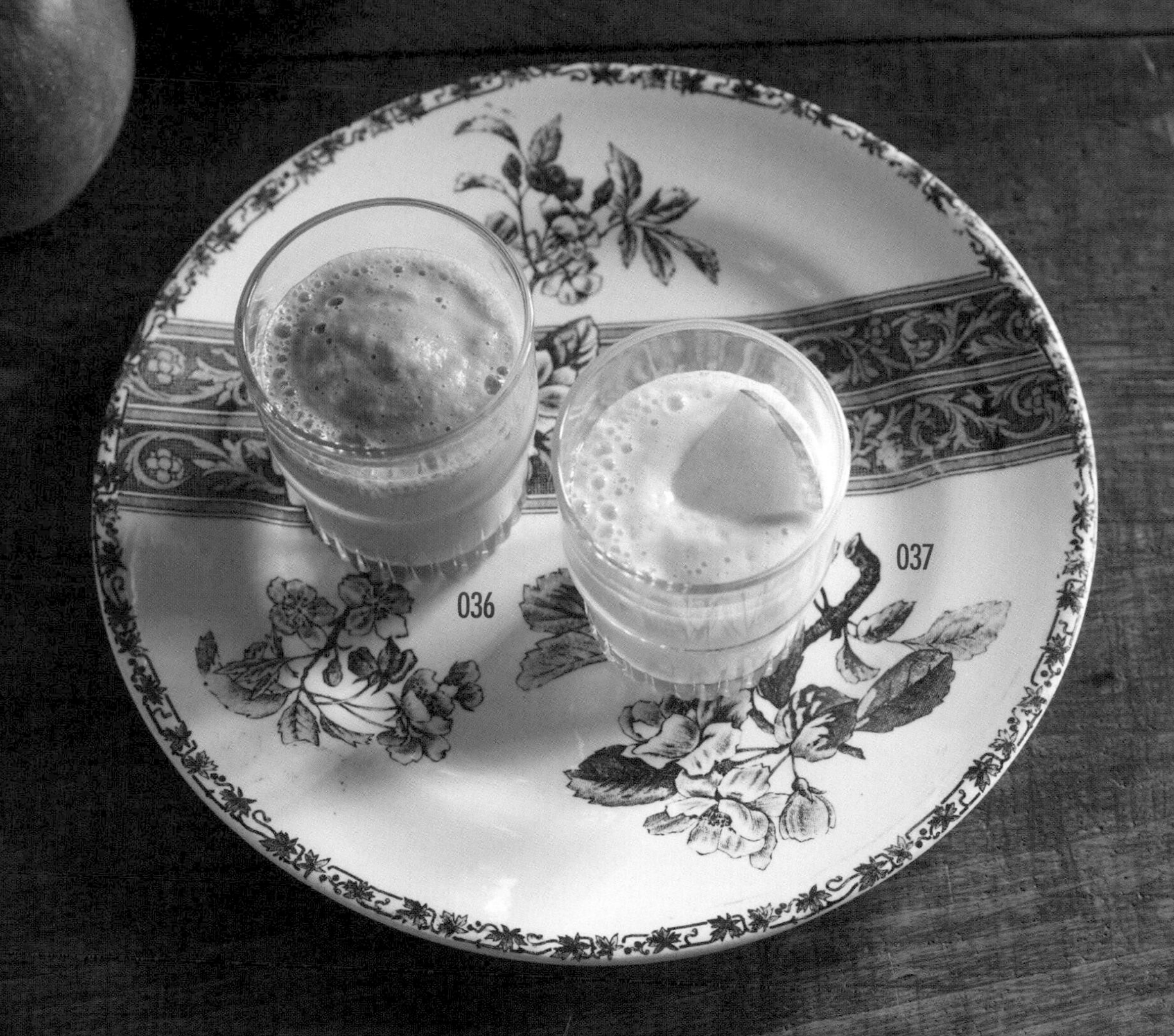

036 蘋果與紅蘿蔔、蕪菁菜豆漿精力湯

材料 1人份

豆漿 …………100ml
蘋果 …………1/2顆
紅蘿蔔 …………1/3根
蕪菁（葉）…………1顆份
楓糖 …………1大匙

作法

1｜蘋果、紅蘿蔔切成一口大小。蕪菁葉洗淨後切碎。
2｜調理機內依序放入蘋果、紅蘿蔔、蕪菁葉、豆漿、楓糖後攪拌。

Taste 蕪菁葉略帶辛辣味，但無菜腥味。與蘋果的香甜、滑順的豆漿非常搭配。

037 蘋果與芒果、優格豆漿精力湯

材料 1人份

豆漿 …………100ml
蘋果 …………1/2顆
芒果（冷凍）…………1/2顆（30g）
優格 …………1大匙

作法

1｜蘋果切成一口大小。
2｜調理機內依序放入芒果、蘋果、優格、豆漿後攪拌。

Memo
蘋果皮富含豐富食物纖維與抗氧化成分，仔細清洗後直接使用。先去籽。
036 蕪菁葉的食物纖維、抗氧化成分、鈣質等營養價值高，是極度推薦可積極攝取的食材。如果使用的是無農藥紅蘿蔔，則可連皮直接使用。
037 芒果中含有的β胡蘿蔔素，可潤澤肌膚。芒果去皮去籽，切成一口大小冷凍保存備用。

038 紅蘿蔔與鳳梨、核桃豆漿精力湯

材料 1人份

豆漿 …………180ml
紅蘿蔔 …………1/3根
鳳梨 …………50g
核桃 …………10g
肉桂（粉）…………適量

作法

1｜紅蘿蔔連皮、鳳梨去皮去芯後切成一口大小。
2｜調理機內依序放入核桃、紅蘿蔔、鳳梨、豆漿後攪拌。
3｜容器內倒入2，依喜好撒上肉桂粉。

Taste 始終是最佳拍檔的鳳梨與紅蘿蔔。核桃的厚實感加上淡淡肉桂香氣，讓人上癮的美妙組合。

039 紅蘿蔔與葡萄乾豆漿精力湯

材料 1人份

豆漿 …………180ml
紅蘿蔔 …………1/3根
葡萄乾 …………1大匙
檸檬（搾汁）…………少許

作法

1｜紅蘿蔔切成一口大小。葡萄乾切碎。
2｜調理機內依序放入葡萄乾、紅蘿蔔、檸檬、豆漿後攪拌。

Memo

如果是無農藥紅蘿蔔，即可連皮使用。紅蘿蔔中的維生素C可抗老化並且增強免疫力。

038 核桃與肉桂均可促進血液循環，是對抗冰冷體質的上選食材。可依喜好增減份量。

039 葡萄乾可迅速補充能量，有助恢復疲勞、增強體力。紅蘿蔔與檸檬的搭配，則可提升維生素C的吸收率。

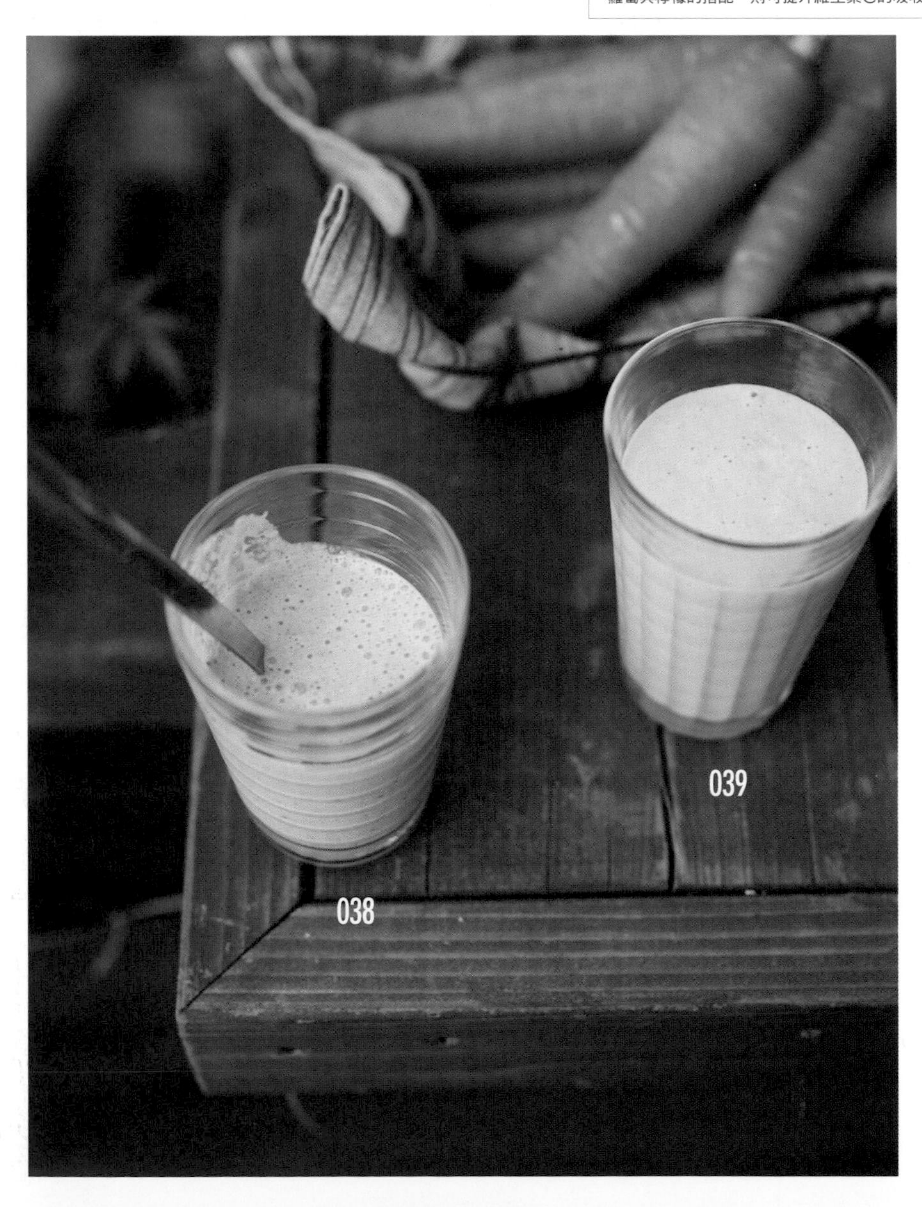

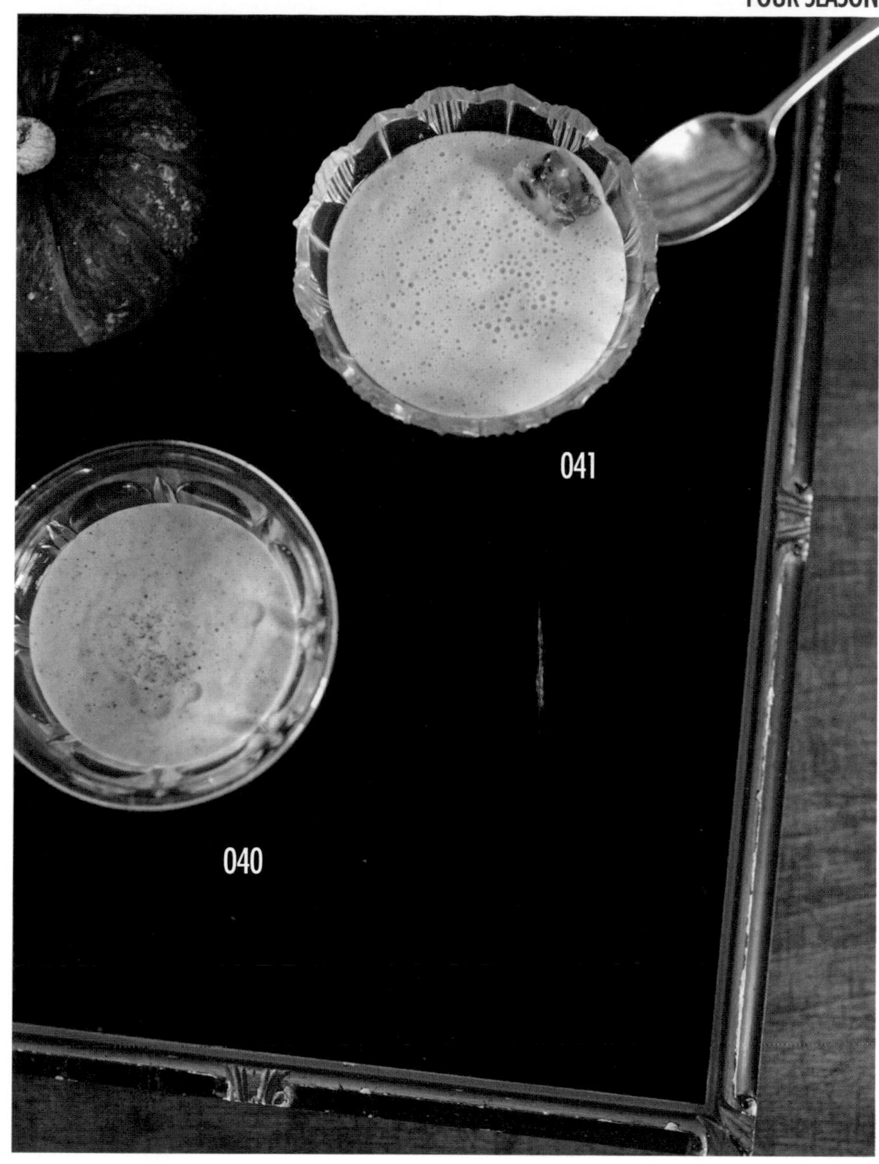

040 南瓜與蕪菁豆漿精力湯

材料 1人份

豆漿 ············ 150ml
南瓜（水煮冷凍）············ 40g
蕪菁 ············ 1/4顆
乾番茄 ············ 1個
鹽 ············ 適量
胡椒 ············ 適量
橄欖油 ············ 適量

作法

1｜蕪菁削皮後切成一口大小。
2｜調理機內依序放入南瓜、乾番茄、蕪菁、鹽、胡椒、豆漿後攪拌。
3｜容器內倒入之後淋上橄欖油與胡椒。

Taste 添加乾番茄可呈現出冷湯風精力湯。適度增加鹽與胡椒可提升順口度。

041 南瓜與鳳梨薑汁豆漿精力湯

材料 1人份

豆漿 ············ 150ml
南瓜（水煮冷凍）············ 40g
鳳梨 ············ 50g
生薑（磨泥）············ 1/2匙
※取少許鳳梨留作裝飾用。

作法

1｜鳳梨去皮去芯後切成一口大小。
2｜調理機內依序放南瓜、鳳梨、生薑、豆漿後攪拌。
3｜容器內倒入2，最後以鳳梨裝飾。

Taste 南瓜的綿密口感裡以鳳梨的酸味與生薑的辛辣點綴提味。

Memo
南瓜連皮切成薄片水煮後，冷凍備用。南瓜中含胡蘿蔔素可提升免疫力，在秋季寒暖溫差激烈時期，有效預防感冒。維生素E可促進血液循環，溫暖體內。
040 蕪菁中的鈣質可幫助體內多餘水分排出，具有消種功效。在秋涼的夜晚或清晨來上一杯如何？
041 易感體內冰冷的秋意，不妨刻意增加生薑的攝取。

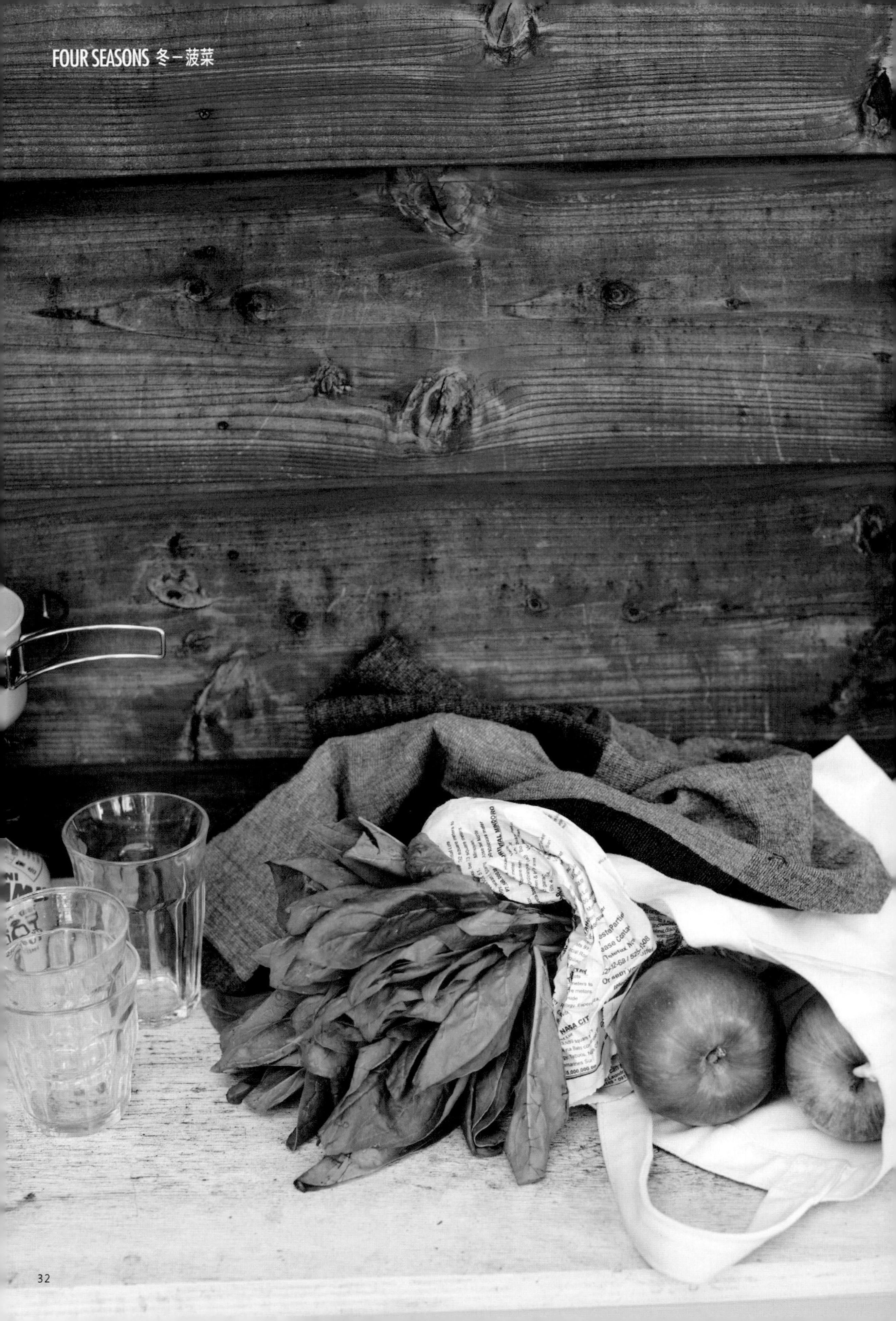

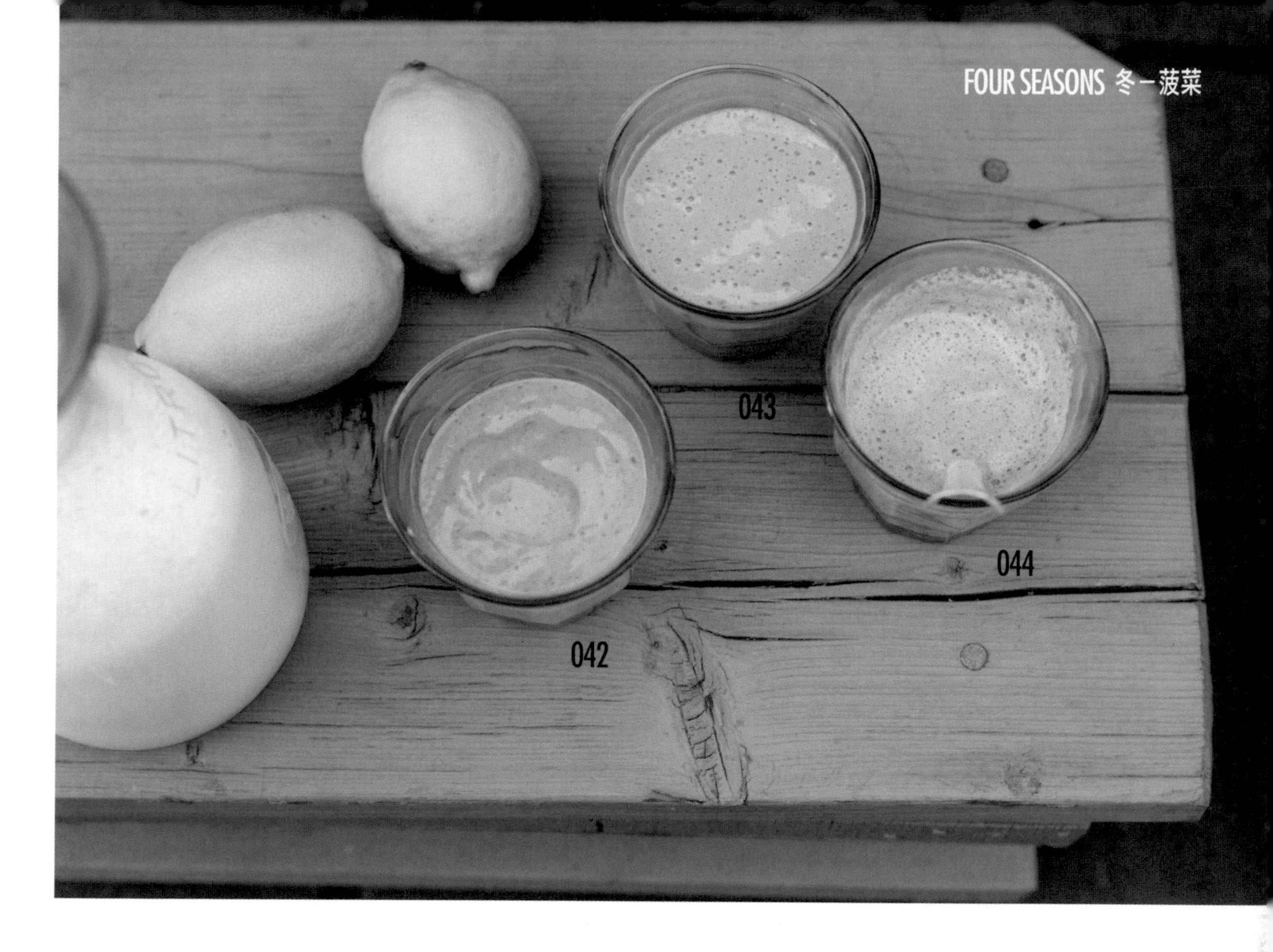

042 菠菜與酪梨豆漿精力湯

材料 1人份

豆漿…………180ml
菠菜…………30g
酪梨…………1/4顆
檸檬（榨汁）…………少許
蜂蜜…………1/2大匙

作法

1｜菠菜洗淨後切碎。酪梨去皮去籽，切成一口大小。
2｜調理機內依序放入酪梨，菠菜，檸檬，豆漿，蜂蜜後攪拌。

044 菠菜與蘋果薑汁豆漿精力湯

材料 1人份

豆漿…………180ml
菠菜…………30g
蘋果…………1/4顆
生薑（磨泥）…………1匙
蜂蜜…………1小匙

作法

1｜菠菜洗淨後切碎。蘋果連皮去籽後，切成一口大小。
2｜調理機內依序放入菠菜、蘋果、生薑、豆漿、蜂蜜後攪拌。

043 菠菜與柿干豆漿精力湯

材料 1人份

豆漿…………180ml
菠菜…………40g
柿干…………1個
砂糖…………1大匙

作法

1｜菠菜洗淨後切碎。柿干切碎備用。
2｜調理機內依序放入柿干、菠菜、豆漿、砂糖後攪拌。

Taste 菠菜特有的澀味，可藉由柿干的濃厚甜味與砂糖來掩蓋。

Memo

帶有強烈苦澀味的菠菜，在清洗時可先浸泡在清水中去澀及切除根部。菠菜含有可預防貧血的鐵質及豐富維生素C。

042 酪梨中含有的維生素E，有助於促進菠菜中鐵質的吸收。蜂蜜則具有止咳，恢復疲勞，整腸的功效。

043 柿干中的胡蘿蔔素可有效預防感冒。

044 多利用生薑與蜂蜜來舒緩冬季的倦怠感。

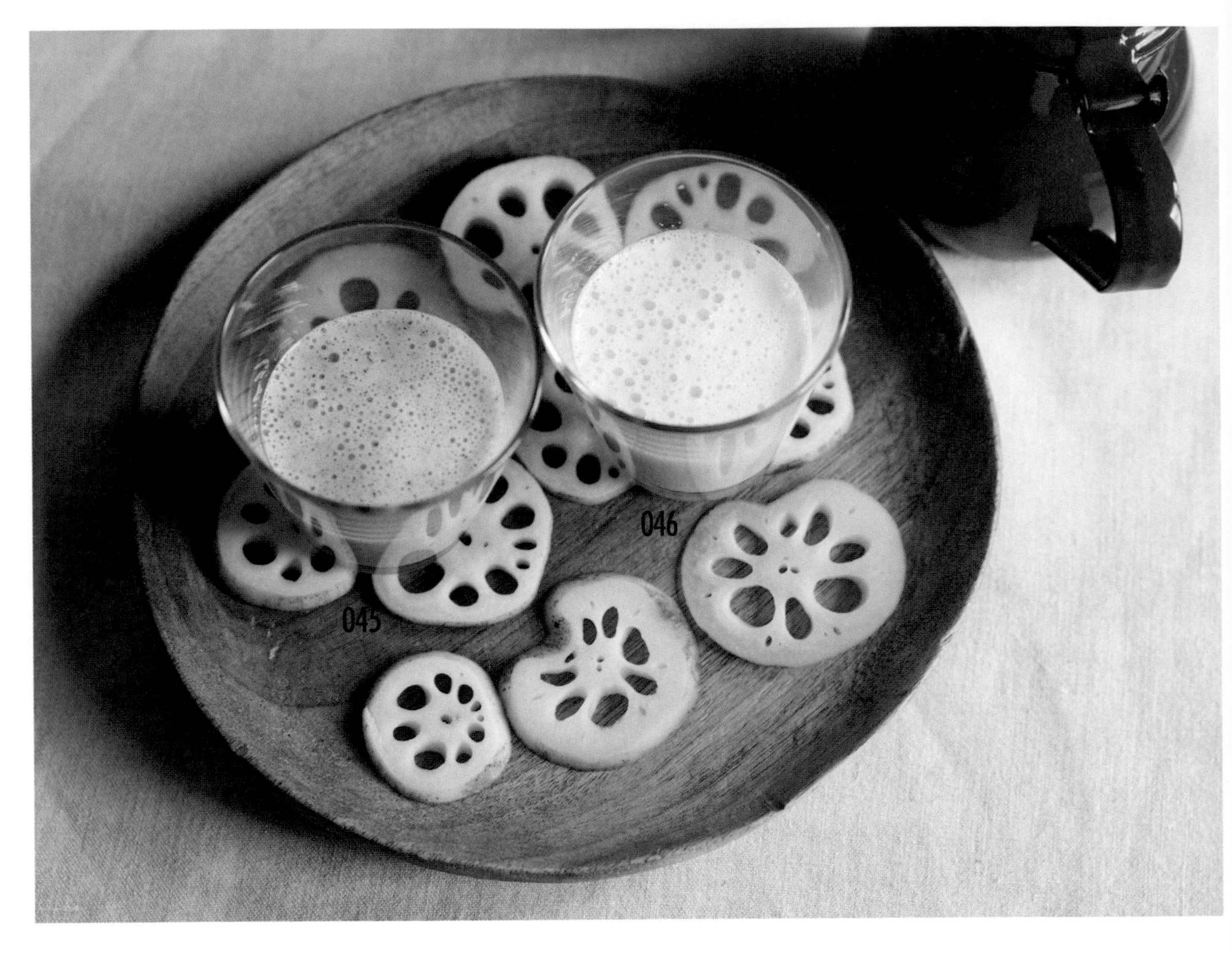

045 蓮藕與香蕉、黑芝麻豆漿精力湯

材料 1人份

豆漿…………180ml
蓮藕（磨泥）…………30g
香蕉…………1根
黑芝麻…………1大匙
楓糖…………1大匙

作法

1｜香蕉去皮後切成一口大小。
2｜調理機內依序放入香蕉、蓮藕、黑芝麻、楓糖後攪拌。

Taste 生蓮藕磨泥會呈現獨特的黏稠口感，除此之外幾乎沒有任何味道。

046 蓮藕薑汁豆漿精力湯

材料 1人份

豆漿…………180ml
蓮藕（磨泥）…………30g
生薑（磨泥）…………1匙
蜂蜜…………1小匙

作法

調理機內依序放入蓮藕、生薑、豆漿、蜂蜜後攪拌。

Memo
蓮藕帶有澀味，可依實際情況調整份量。抗老化效果可期，且富含豐富維生素C。並具有美白，預防感冒的效果。
045 香蕉中的鉀離子，有助於促進體內多餘水分的排出，是消腫的最佳食材。黑芝麻則有助於紓緩壓力與焦慮。
046 生薑與蜂蜜都是溫暖冬季冰冷身軀的最家良伴。

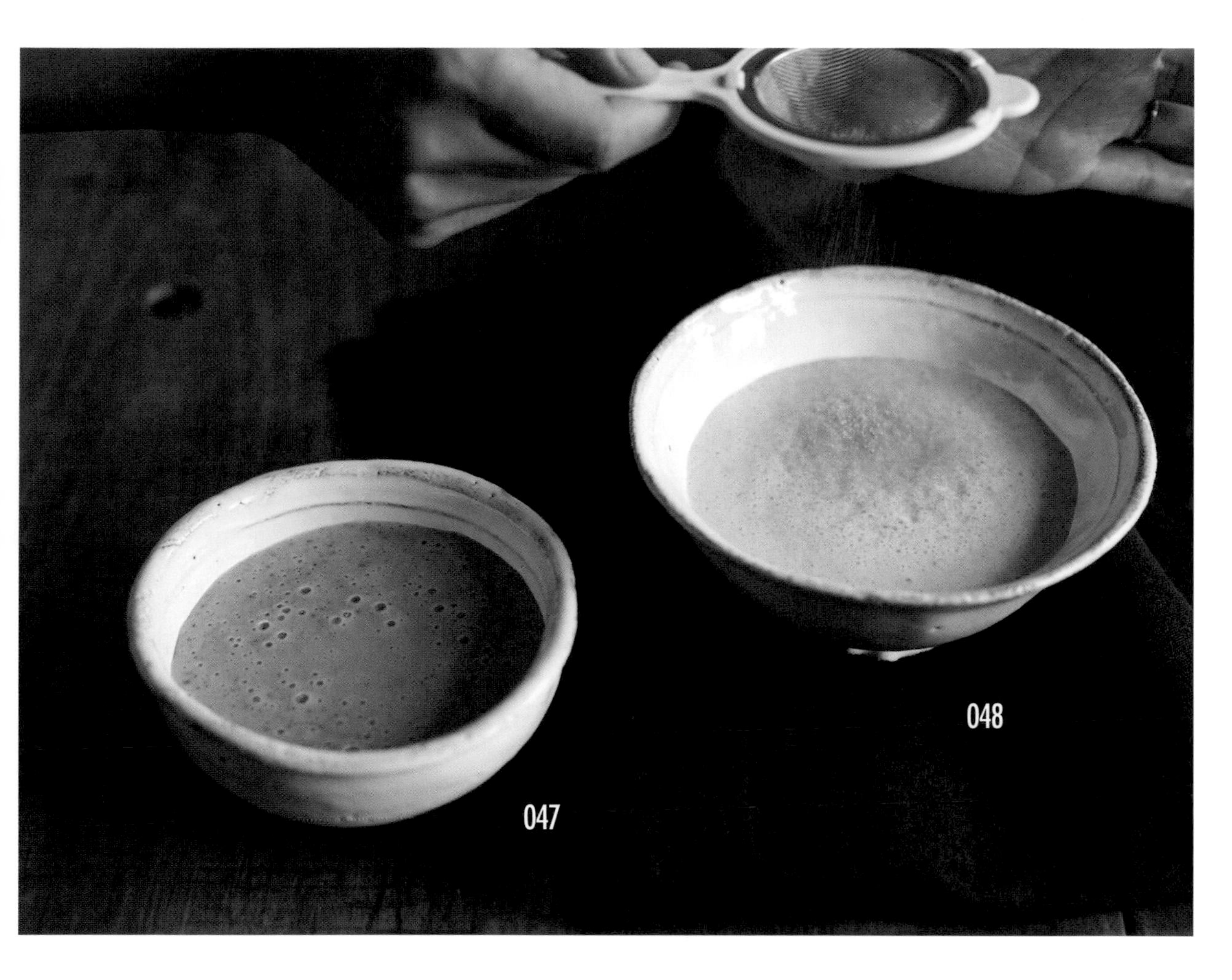

047 白菜與草莓豆漿精力湯

材料 1人份

豆漿 …………100ml
白菜 …………40g
草莓（冷凍）…………4顆
楓糖 …………依喜好適量

作法

1｜白菜洗淨後切碎。
2｜調理機內依序放入草莓、白菜、豆漿、楓糖後攪拌。

Taste 白菜淡雅的風味與草莓的香甜組合成令人意想不到的美味。楓糖可依個人喜好增減份量。

Memo
白菜的礦物質豐富，是消除疲勞的理想食材。
047 草莓具有優秀的美肌與解壓效果。
048 葡萄柚的美肌與緩和肩頸痠痛效果值得期待。砂糖則是可溫潤體內的甜味料。

048 白菜與葡萄柚豆漿精力湯

材料 1人份

豆漿 …………180ml
白菜 …………40g
葡萄柚 …………1/2顆
砂糖 …………1大匙

作法

1｜白菜洗淨後切碎。葡萄柚剝皮分瓣後切成一口大小。
2｜調理機內依序放入白菜、葡萄柚、豆漿、砂糖後攪拌。
3｜依喜好撒上適量砂糖（份量外）。

049 花椰菜與蘋果豆漿精力湯

材料 1人份

豆漿…………180ml
花椰菜（水煮冷凍）…………80g
蘋果…………1/4顆
優格…………50ml

作法

1｜蘋果連皮去籽後切成一口大小。
2｜調理機內依序放入花椰菜、蘋果、優格、豆漿後攪拌。

Taste 蘋果與優格的清爽，加上花椰菜的顆粒口感，形成回味無窮的有趣精力湯。

050 花椰菜與紅蘿蔔豆漿精力湯

材料 1人份

豆漿…………180ml
花椰菜（水煮冷凍）…………80g
紅蘿蔔…………1/3根
蜂蜜…………1大匙
檸檬…………適量

作法

1｜紅蘿蔔切成一口大小。
2｜調理機內依序放入花椰菜、紅蘿蔔、豆漿、蜂蜜後攪拌。
3｜將2倒入容器內，擠上檸檬汁攪拌均勻即可。

Memo
花椰菜易損傷，盡可能分成小朵，水煮後冷凍保存備用。富含維生素C，具有恢復疲勞、預防感冒的極佳效果。
049 蘋果含有豐富膳食纖維，加上優格的整腸作用，可改善便秘症狀。蘋果仔細清洗後，可以連皮使用。
050 紅蘿蔔中的維生素A，有助強化皮膚黏膜，蜂蜜中的高醣質則有恢復疲勞。紅蘿蔔如果是無農藥產品，即可連皮直接使用。

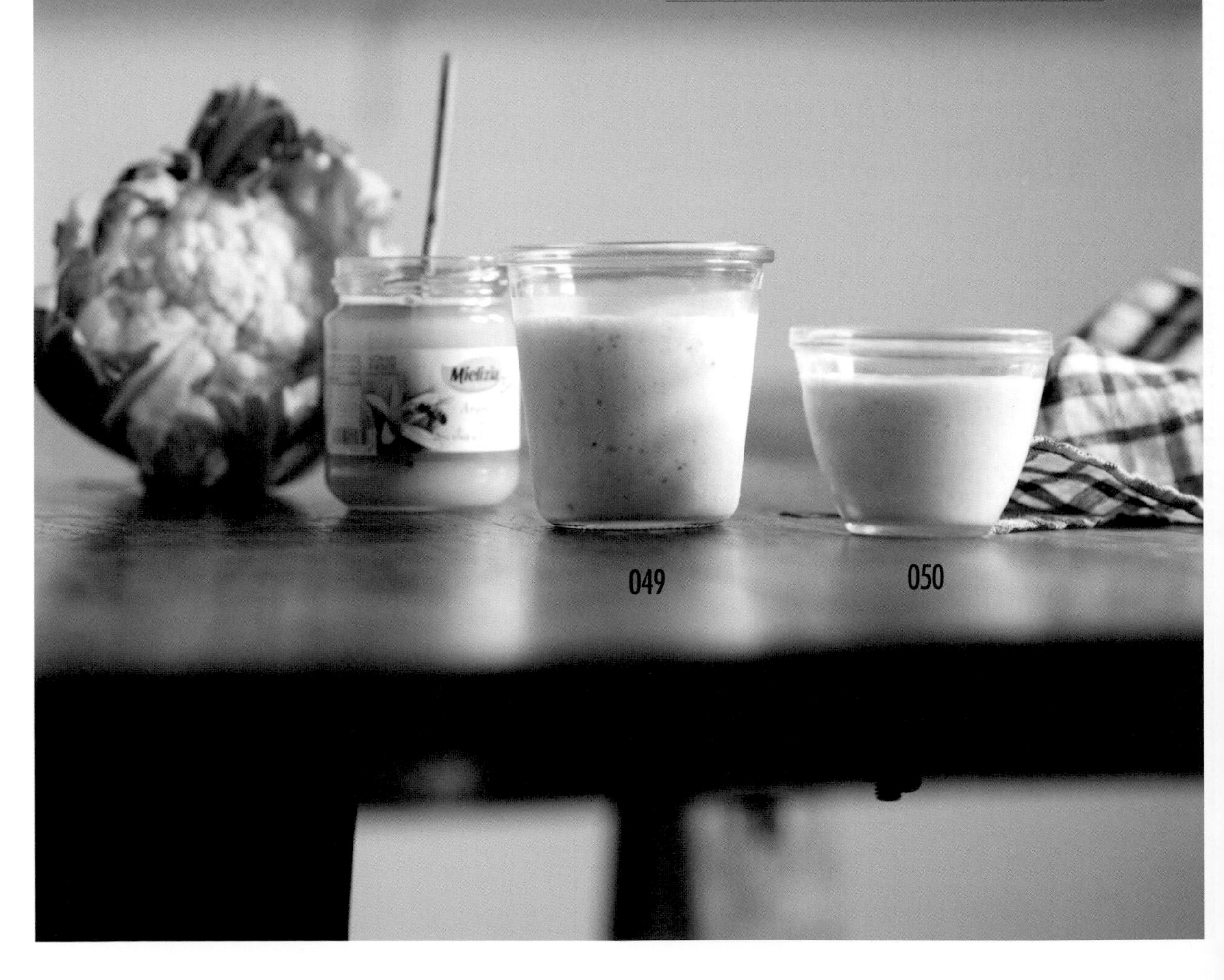

049

050

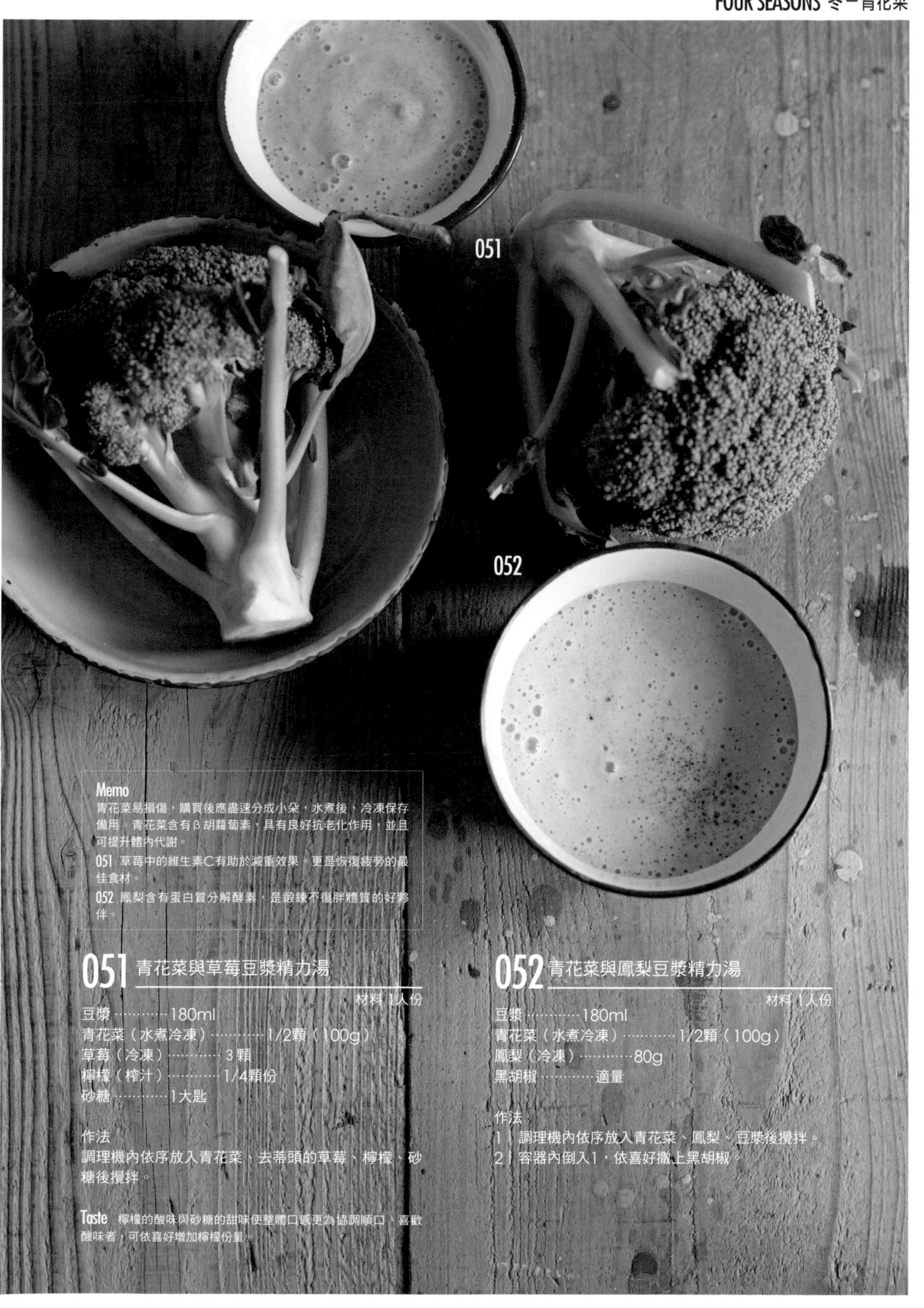

Memo

青花菜易損傷，購買後應盡速分成小朵，水煮後，冷凍保存備用。青花菜含有β胡蘿蔔素，具有良好抗老化作用，並且可提升體內代謝。

051 草莓中的維生素C有助於減重效果。更是恢復疲勞的最佳食材。

052 鳳梨含有蛋白質分解酵素，是鍛鍊不復胖體質的好夥伴。

051 青花菜與草莓豆漿精力湯

材料 1人份

豆漿…………180ml
青花菜（水煮冷凍）…………1/2顆（100g）
草莓（冷凍）………… 3顆
檸檬（榨汁）…………1/4顆份
砂糖…………1大匙

作法

調理機內依序放入青花菜、去蒂頭的草莓、檸檬、砂糖後攪拌。

Taste 檸檬的酸味與砂糖的甜味使整體口感更為協調順口。喜歡酸味者，可依喜好增加檸檬份量。

052 青花菜與鳳梨豆漿精力湯

材料 1人份

豆漿…………180ml
青花菜（水煮冷凍）…………1/2顆（100g）
鳳梨（冷凍）…………80g
黑胡椒…………適量

作法

1｜調理機內依序放入青花菜、鳳梨、豆漿後攪拌。
2｜容器內倒入1，依喜好撒上黑胡椒。

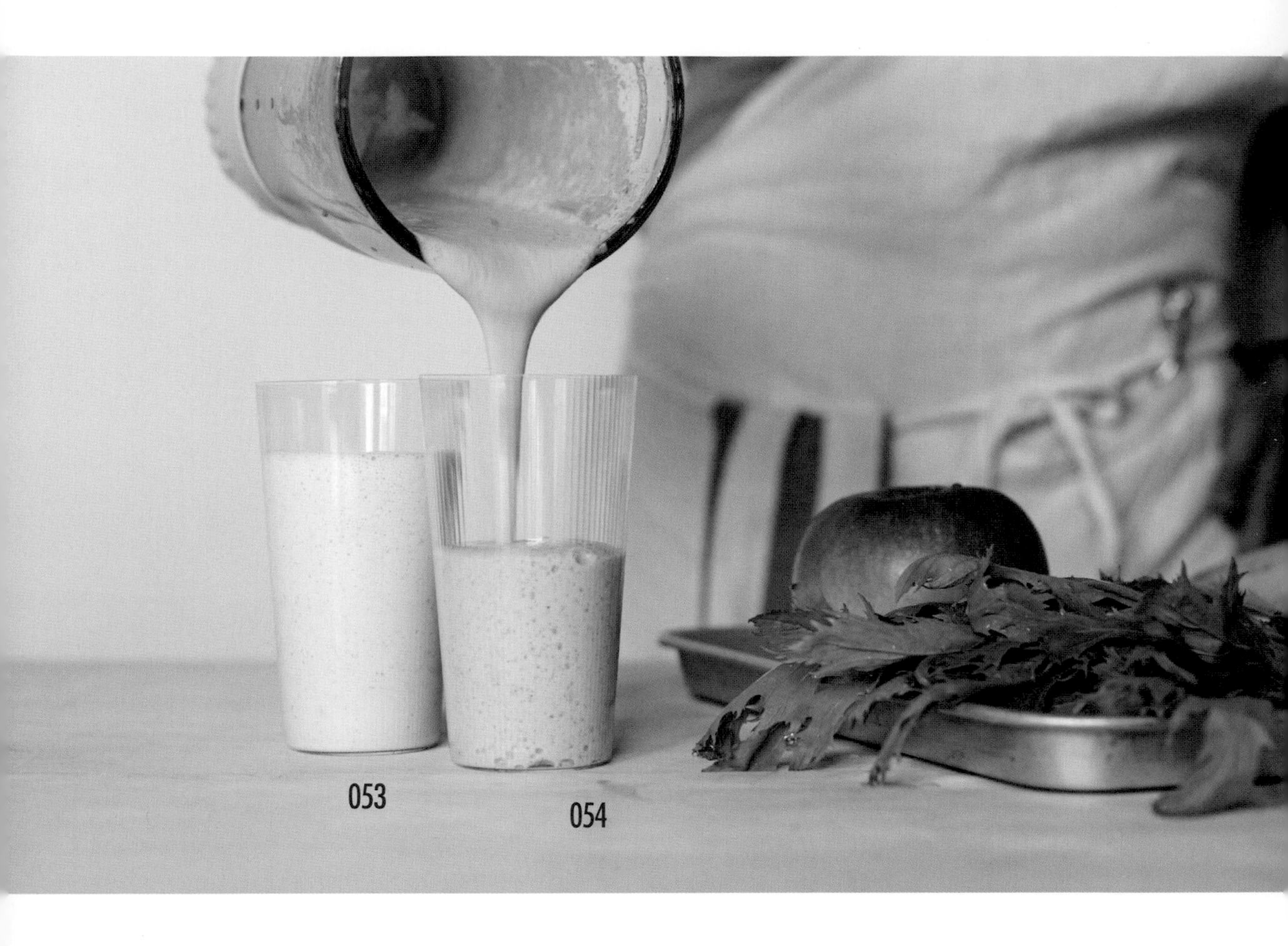

053 水菜與蘋果、優格豆漿精力湯

材料 1人份

豆漿 …………180ml
水菜 …………20g
蘋果（冷凍）…………1/4顆
優格 …………50ml
蜂蜜 …………2小匙

作法

1｜水菜洗淨後切碎。
2｜調理機內依序放入蘋果、水菜、優格、豆漿、蜂蜜後攪拌。

Memo
水果含有豐富的維生素C，在易受風寒的冬季具有提昇免疫力功效。鈣質含量亦高，可舒緩焦慮情緒。
053 蘋果連皮切片，淋上檸檬汁後、冷凍保存備用。
054 香蕉具有良好的消水腫功效。柚子酸味可促進腦部活化作用。

054 水菜與香蕉柚子豆漿精力湯

材料 1人份

豆漿 …………180ml
水菜 …………20g
香蕉 …………1根
柚子 …………適量

作法

1｜水菜洗淨後切碎，香蕉去皮切成一口大小。
2｜調理機內依序放入香蕉、水菜、豆漿後攪拌。
3｜將2倒入容器，擠上柚子汁。

Taste 水菜具有獨特香氣，與香蕉的香甜及柚子的清爽風味，組合成絕佳均衡口感。

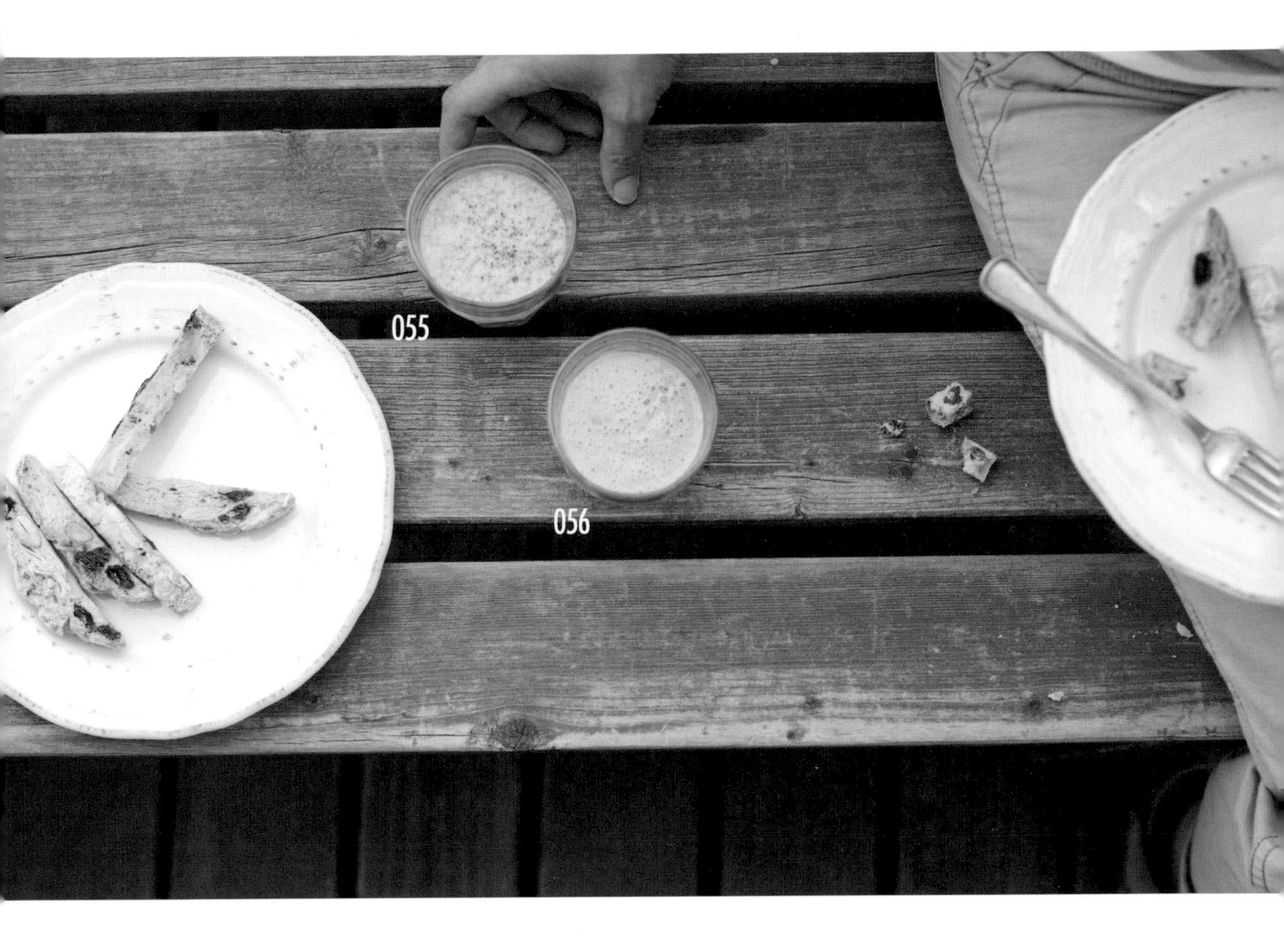

055 小松菜與磨菇豆漿精力湯

材料 1人份

豆漿 …………180ml
小松菜（冷凍）…………40g
蘑菇 …………1個
鹽 …………適量
胡椒 …………適量

作法

1｜磨菇切薄片。
2｜調理機內依序放入小松菜、磨菇、鹽、胡椒、豆漿後攪拌。
3｜容器內倒入2，依喜好撒上胡椒。

Taste 小松菜、磨菇、鹽、胡椒組合呈現出冷湯的高雅風味。

Memo
新鮮小菘菜直接冷凍可提升維生素C的保存率。切碎後直接冷凍即可。具有美肌、預防感冒功效。
055 磨菇中的維生素D，有助於促進小松菜內鈣質的吸收。
056 使用冷凍草莓時先切除蒂頭。草莓中的維生素C，可補充小松菜的鐵質吸收。核核可改善冰冷症狀，蔓越莓則具抗老化效果。

Arrangement
豆漿＋小松菜＋藍莓＋柚子＋蜂蜜

056 小松菜與核桃、蔓越莓豆漿精力湯

材料 1人份

豆漿 …………180ml
小松菜（冷凍）…………40g
草莓（冷凍）…………3顆
核桃 …………10g
蔓越莓（乾）…………1小匙
砂糖 …………1大匙

作法

調理機內依序放入核桃、蔓越莓、小松菜、草莓、豆漿、砂糖後攪拌。

Taste 一開始為草莓與蔓越莓的酸甜味、到後來散發出小松菜風味、融合出清新爽口口感。

BREAKFAST

早餐的建議

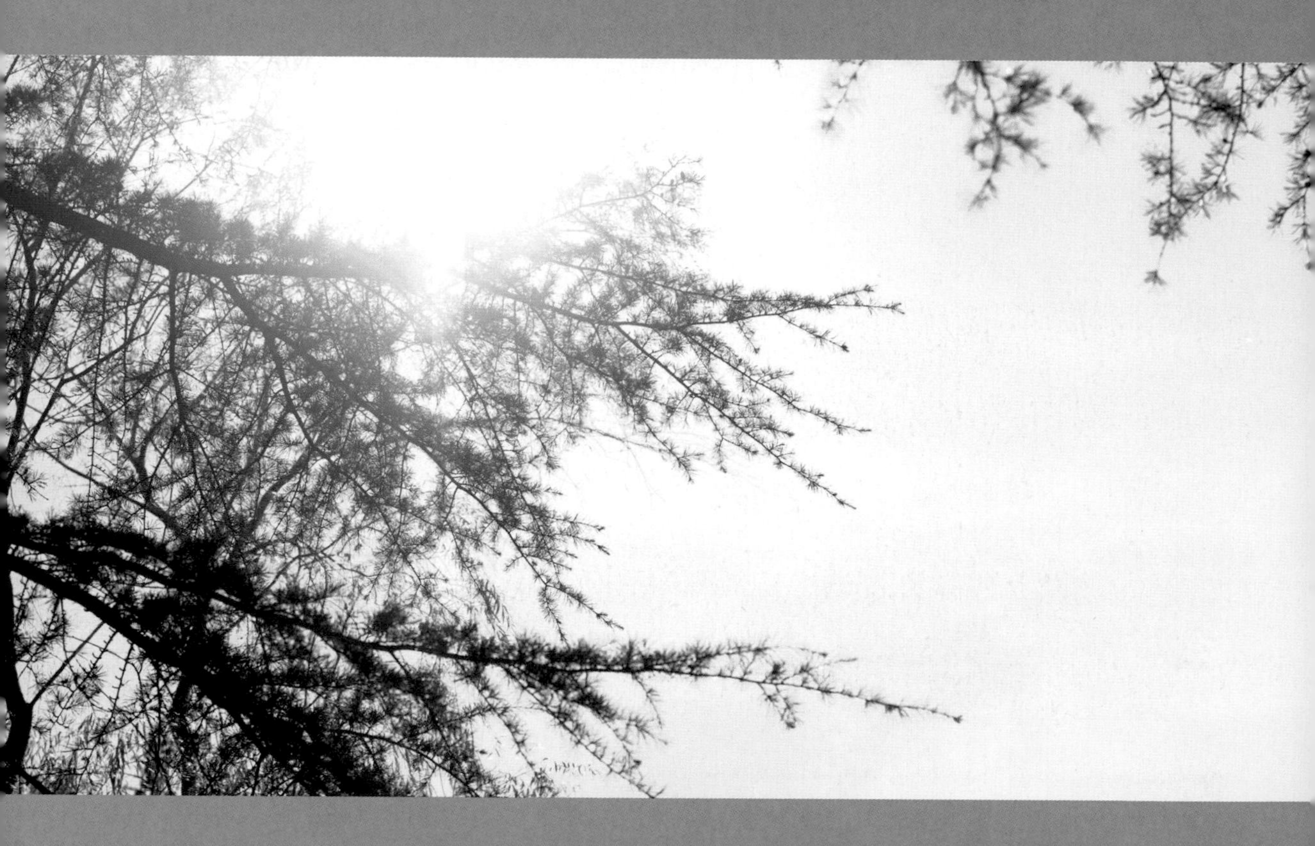

神清氣爽
迎接一天的開始

早晨總是令人興奮。因為是全新一天的開始。
「會是怎樣的一天呢？」充滿期待的每個早晨。
有不少人像我一樣喜愛早晨。但是相信也有人不以為然。
不論何種心情，豆漿精力湯都是最佳推薦。
感覺昨日的疲倦無法消除，就加點綠蘆筍。
浮腫的雙眼，就用清涼的薄荷趕走睡意。
想要補充身體能量，不妨倒入滿滿的蜂蜜。
依照當下身體情況搭配選擇食材，是一種奇妙的樂趣。
能多睡一分鐘都是奢侈的忙亂早晨，如果從喝一杯豆漿精力湯開始，
也許你會從此愛上清晨時光。

只要將食材放入調理機內攪拌，即可輕鬆攝取多樣蔬菜、水果的養份。
睡眠時無形中過度流失的水份，藉由飲用豆漿精力湯提升蔬菜、
水果中的維生素與礦物質的吸收效率。
豆漿中含有豐富植物性蛋白質，能維持舒適的飽足感，
也是值得推薦的重點。
就讓滿滿一杯的精力湯，開啟美好的一天吧。

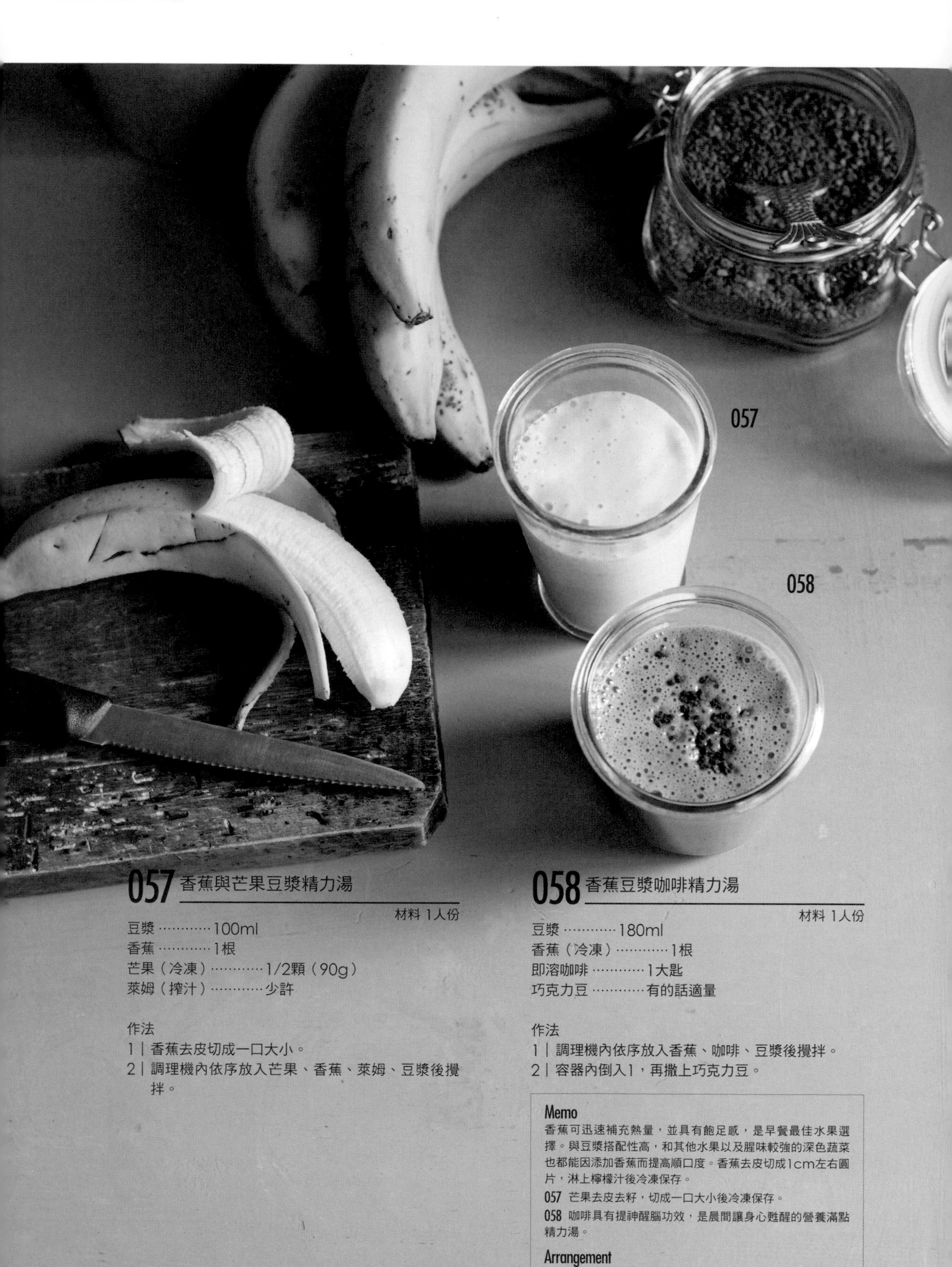

057 香蕉與芒果豆漿精力湯

材料 1人份

豆漿…………100ml
香蕉…………1根
芒果（冷凍）…………1/2顆（90g）
萊姆（搾汁）…………少許

作法

1｜香蕉去皮切成一口大小。
2｜調理機內依序放入芒果、香蕉、萊姆、豆漿後攪拌。

058 香蕉豆漿咖啡精力湯

材料 1人份

豆漿…………180ml
香蕉（冷凍）…………1根
即溶咖啡…………1大匙
巧克力豆…………有的話適量

作法

1｜調理機內依序放入香蕉、咖啡、豆漿後攪拌。
2｜容器內倒入1，再撒上巧克力豆。

Memo

香蕉可迅速補充熱量，並具有飽足感，是早餐最佳水果選擇。與豆漿搭配性高，和其他水果以及腥味較強的深色蔬菜也都能因添加香蕉而提高順口度。香蕉去皮切成1cm左右圓片，淋上檸檬汁後冷凍保存。

057 芒果去皮去籽，切成一口大小後冷凍保存。

058 咖啡具有提神醒腦功效，是晨間讓身心甦醒的營養滿點精力湯。

Arrangement

豆漿＋香蕉＋柳橙＋薄荷（葉）＋蜂蜜

059 果乾燕麥棒豆漿精力湯

材料 1人份

豆漿 …………100ml
燕麥棒（含果乾）…………適量
優格 …………50ml
蜂蜜 …………適量

作法

玻璃容器內依序放入燕麥棒、優格、豆漿、蜂蜜後用湯匙略為混合拌勻。

060 草莓巧克力脆片豆漿精力湯

材料 1人份

豆漿 …………160ml
巧克力脆片 …………適量
草莓 …………3顆

作法

1｜草莓去蒂頭，切成1cm小塊。
2｜玻璃容器內依序放入草莓、脆片後倒進豆漿，用湯匙壓碎脆片並混合攪拌。

Memo

穀物脆片是忙碌早晨迅速又具飽足感的早餐選擇。

059 將食材放入調理機後，不要攪拌過碎，留下燕麥口感更具風味。燕麥棒中的小麥、玄米均可整腸幫助消化，果乾則可補充維生素與礦物質。

060 以湯匙攪拌至喜好的軟硬度。

Arrangement

豆漿＋香蕉＋可可亞＋穀物脆片

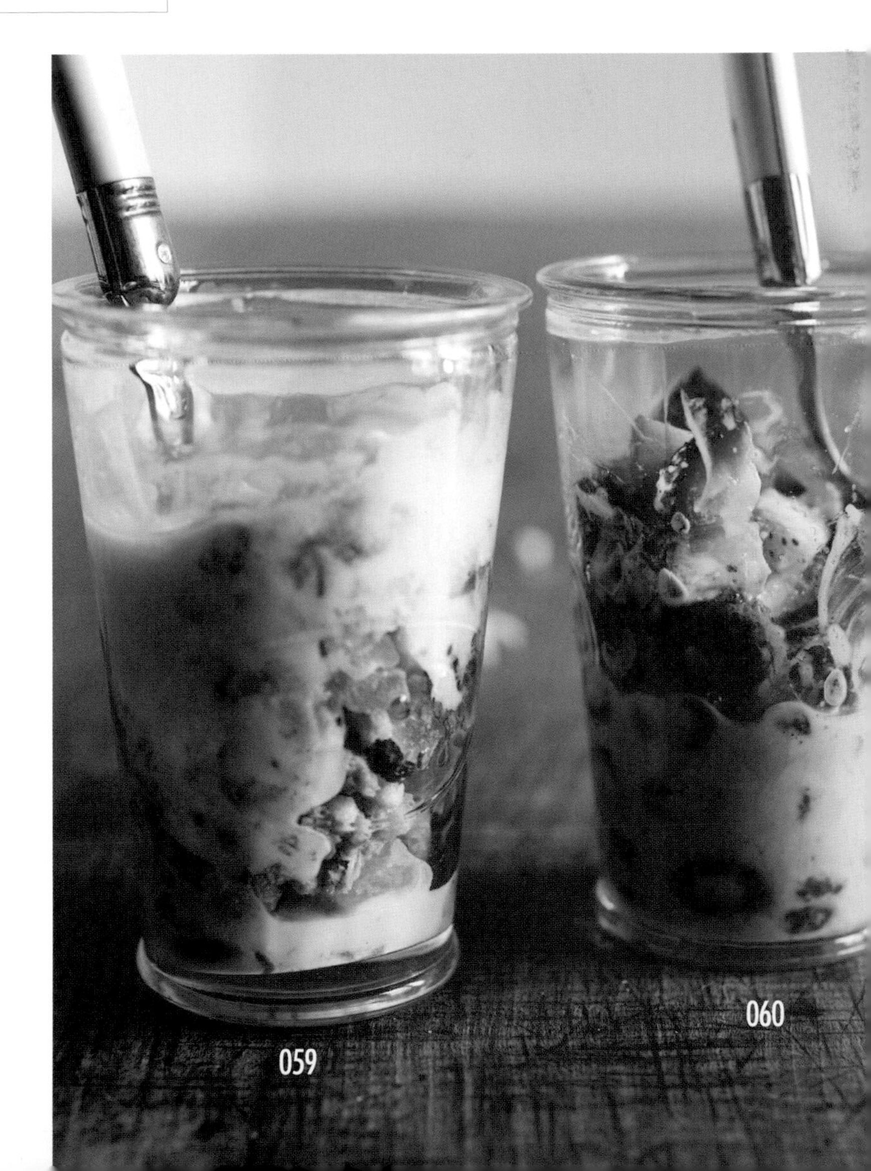

061 綜合柑橘豆漿精力湯

材料 1人份

豆漿…………100ml
柳橙（冷凍）…………4～5片
葡萄柚…………1/2顆
檸檬（搾汁）…………1/2顆份
生薑（磨泥）…………1匙
楓糖…………1大匙

作法

1｜葡萄柚去皮剝片。
2｜調理機內依序放入柳橙、葡萄柚、檸檬、生薑、豆漿、楓糖後攪拌。

062 檸檬與鳳梨豆漿精力湯

材料 1人份

豆漿…………150ml
鳳梨（冷凍）…………60g
檸檬（搾汁）…………1/2顆份
鹽…………1撮

作法

調理機內依序放入鳳梨、檸檬、鹽、豆漿後攪拌。

063 柳橙與芒果豆漿精力湯

材料 1人份

豆漿…………200ml
柳橙…………1顆
芒果（冷凍）…………1/3（60g）
萊姆…………適量

作法

1｜柳橙去皮剝片。
2｜調理機內依序放入芒果、柳橙、豆漿後攪拌。
3｜玻璃容器內倒入2，擠上萊姆汁後混合攪拌。

Memo
柑橘類含有豆漿中不足的維生素C。酸味成份有助於腦部清醒，趕走睡意。柳橙、葡萄柚等柑橘類先去皮後剝片冷凍保存。
062 鳳梨去皮去芯，切成一口大小後冷凍保存。
063 芒果削皮去籽後切成一口大小冷凍保存。

064 酸橘優格豆漿精力湯

材料 1人份

豆漿…………100ml
酸桔（搾汁）…………1顆份
優格…………100ml

作法

玻璃容器內依序放入優格、豆漿、酸橘後均勻攪拌混合。

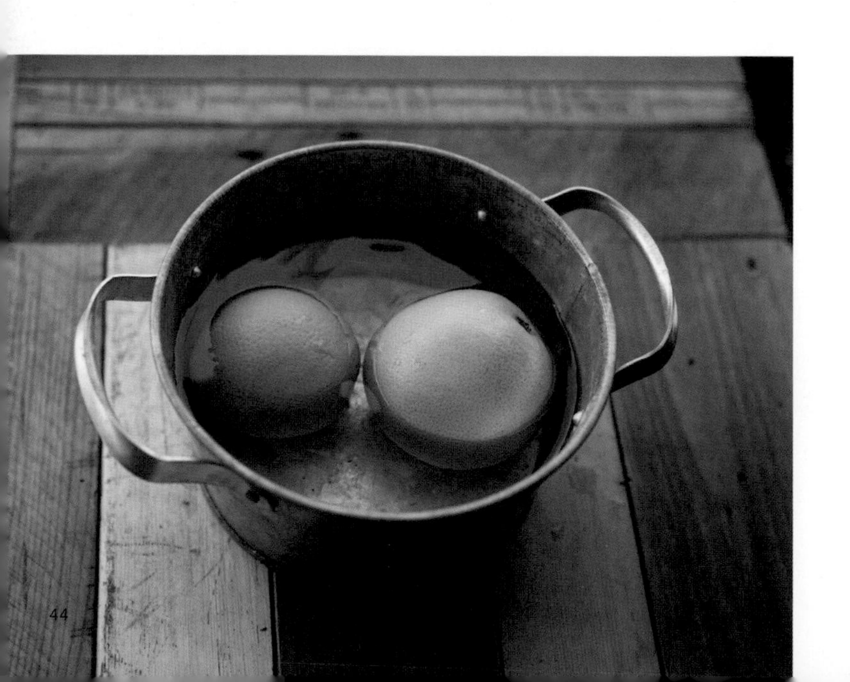

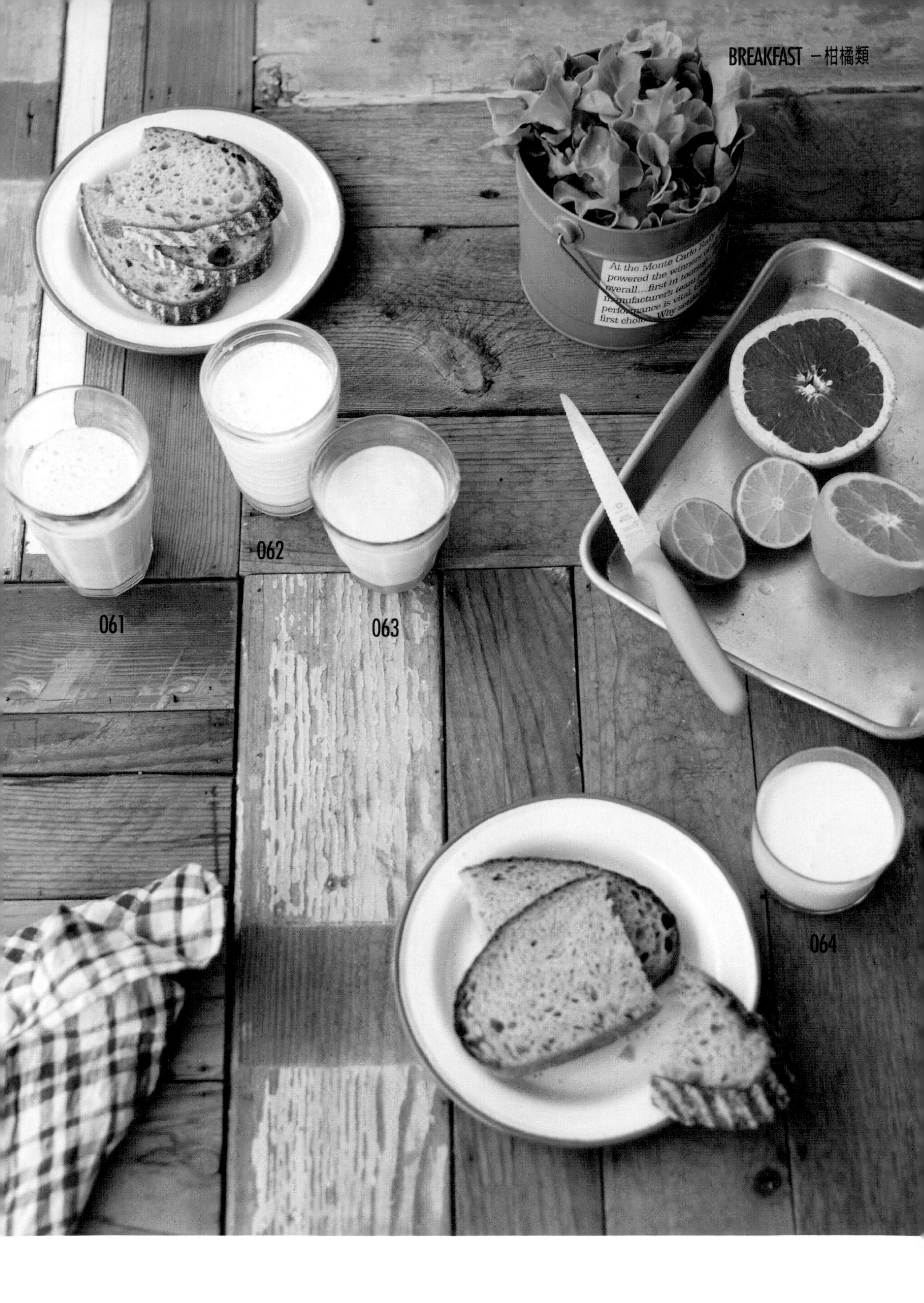
062
061
063
064

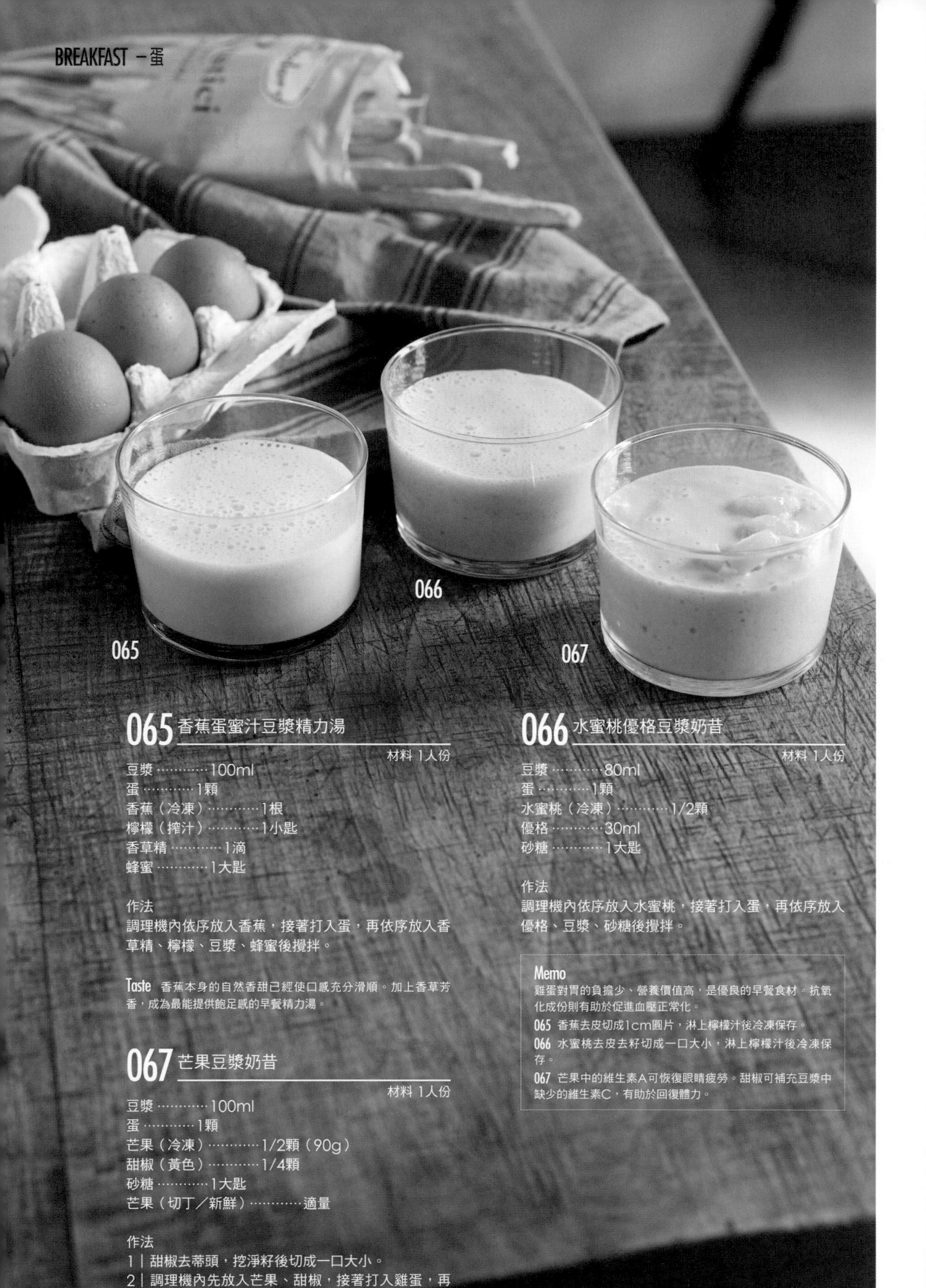

065 香蕉蛋蜜汁豆漿精力湯

材料 1人份

豆漿…………100ml
蛋…………1顆
香蕉（冷凍）…………1根
檸檬（搾汁）…………1小匙
香草精…………1滴
蜂蜜…………1大匙

作法

調理機內依序放入香蕉，接著打入蛋，再依序放入香草精、檸檬、豆漿、蜂蜜後攪拌。

Taste 香蕉本身的自然香甜已經使口感充分滑順。加上香草芳香，成為最能提供飽足感的早餐精力湯。

067 芒果豆漿奶昔

材料 1人份

豆漿…………100ml
蛋…………1顆
芒果（冷凍）…………1/2顆（90g）
甜椒（黃色）…………1/4顆
砂糖…………1大匙
芒果（切丁／新鮮）…………適量

作法

1｜甜椒去蒂頭，挖淨籽後切成一口大小。
2｜調理機內先放入芒果、甜椒，接著打入雞蛋，再加入豆漿、砂糖後攪拌。
3｜容器內倒入1，並以芒果丁裝飾。

066 水蜜桃優格豆漿奶昔

材料 1人份

豆漿…………80ml
蛋…………1顆
水蜜桃（冷凍）…………1/2顆
優格…………30ml
砂糖…………1大匙

作法

調理機內依序放入水蜜桃，接著打入蛋，再依序放入優格、豆漿、砂糖後攪拌。

Memo

雞蛋對胃的負擔少、營養價值高，是優良的早餐食材。抗氧化成份則有助於促進血壓正常化。

065 香蕉去皮切成1cm圓片，淋上檸檬汁後冷凍保存。

066 水蜜桃去皮去籽切成一口大小，淋上檸檬汁後冷凍保存。

067 芒果中的維生素A可恢復眼睛疲勞。甜椒可補充豆漿中缺少的維生素C，有助於回復體力。

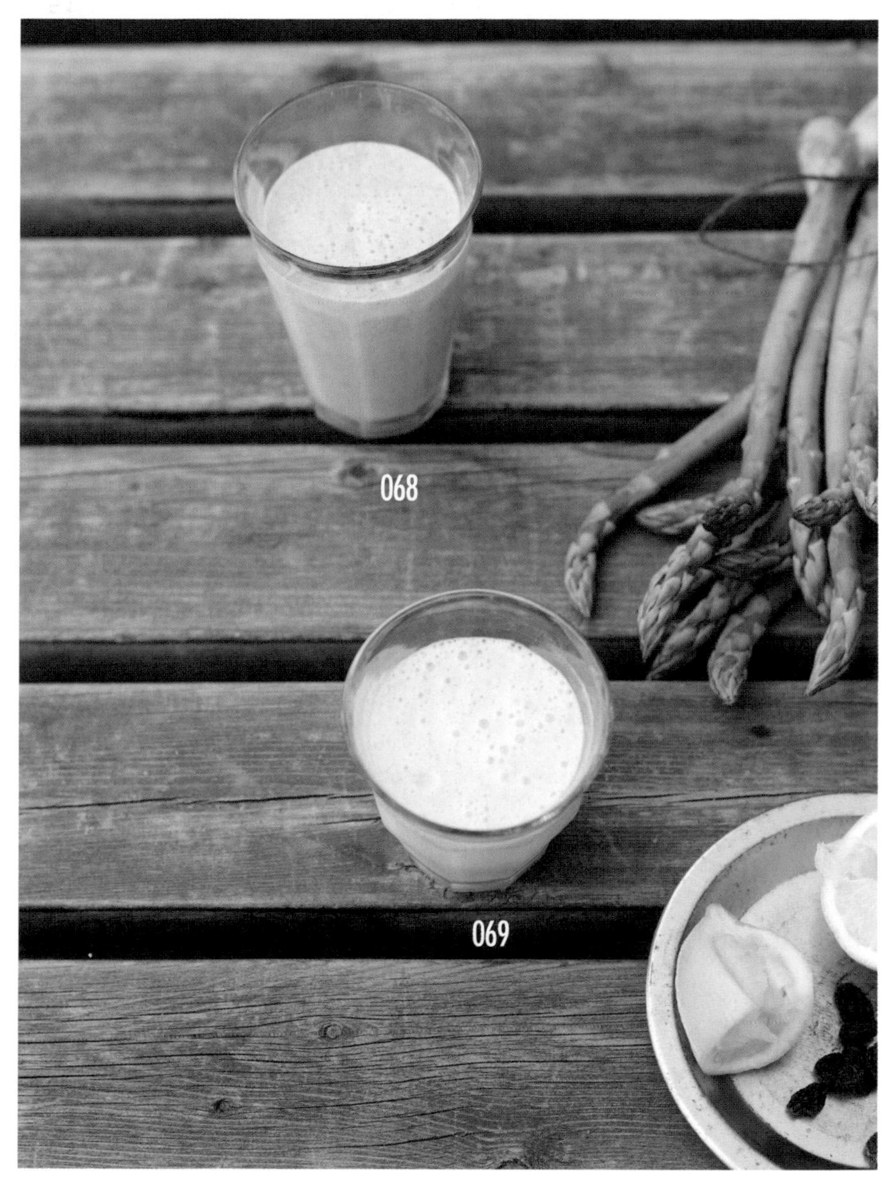

068 綠蘆筍與葡萄乾豆漿精力湯

材料 1人份

豆漿 ············ 100ml
綠蘆筍（水煮冷凍）············ 5根
葡萄乾 ············ 20g

作法
調理機內依序放入綠蘆筍、葡萄乾、豆漿後攪拌。

Taste 在感受葡萄乾的甜味與豆漿的香醇後，綠蘆筍的清甜分外爽口。具獨特風味的搭配組合。

Memo
綠蘆筍含有多種恢復疲勞、增強體力的營養成份，是作為一日開始的最佳早餐選擇。水煮後切成一口大小冷凍保存備用即可。
068 葡萄乾的營養成份高，在歐美經常作為補充運動選手們「即時熱量」之用。依喜好添加蜂蜜或砂糖調整口味。
069 檸檬的酸味有助於提振精神及腦部清醒。

Arrangement
豆漿＋綠蘆筍＋香蕉＋芝麻

069 綠蘆筍與檸檬鹽味豆漿精力湯

材料 1人份

豆漿 ············ 100ml
綠蘆筍（水煮冷凍）············ 3根
檸檬（搾汁）············ 1顆份
鹽 ············ 1撮
蜂蜜 ············ 1大匙

作法
調理機內依序放入綠蘆筍、檸檬、鹽、豆漿、蜂蜜後攪拌。

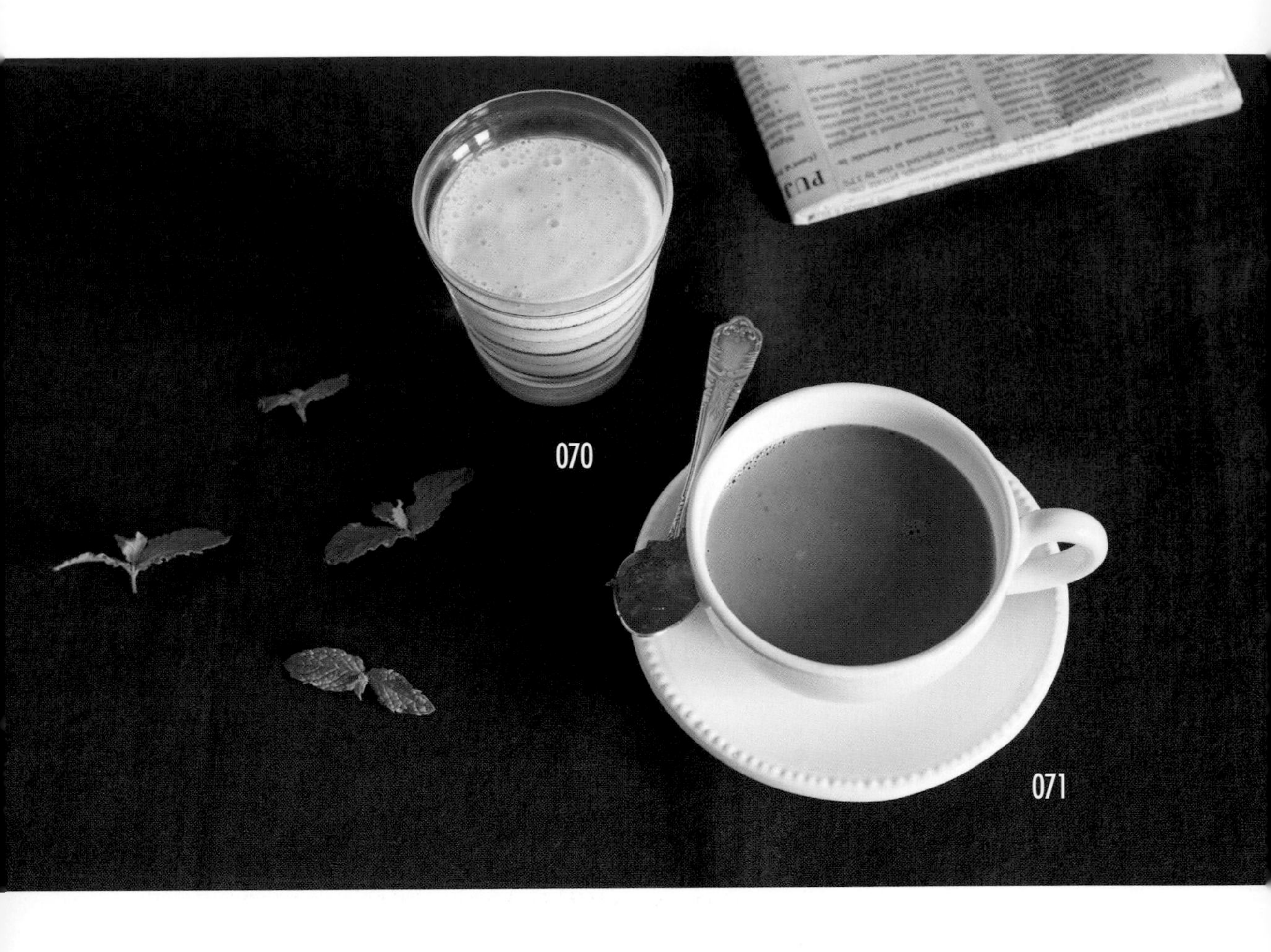

070 薄荷與蘋果豆漿精力湯

材料 1人份

豆漿 …………150ml
薄荷（葉）…………6片
蘋果（冷凍）…………1/2顆
蜂蜜 …………1大匙

作法

調理機內依序放入蘋果、薄荷、豆漿、蜂蜜後攪拌。

Taste 薄荷與蜂蜜的香味強烈。

Memo
薄荷是適合清晨的香草。具清涼感的香氣讓充滿睡意的頭腦徹底清醒。
070 蘋果連皮切小塊，淋上檸檬汁後冷凍保存。

071 薄荷與可可亞豆漿精力湯佐橘子醬

材料 1人份

豆漿 …………150ml
薄荷（葉）…………2片
可可亞（粉）…………1大匙
橘子醬 …………1小匙

作法

1｜鍋內放入豆漿與可可亞，以弱火加熱。攪拌保持不沸騰。
2｜待可可亞與豆漿完全混合均勻後離火，倒入容器。
3｜最後放上橘子醬與撕碎的薄荷葉。

Taste 可可亞與豆漿的香濃加上薄荷的清涼，再搭配橘子醬的微微苦味，呈現成熟大人的優雅風情與品味。

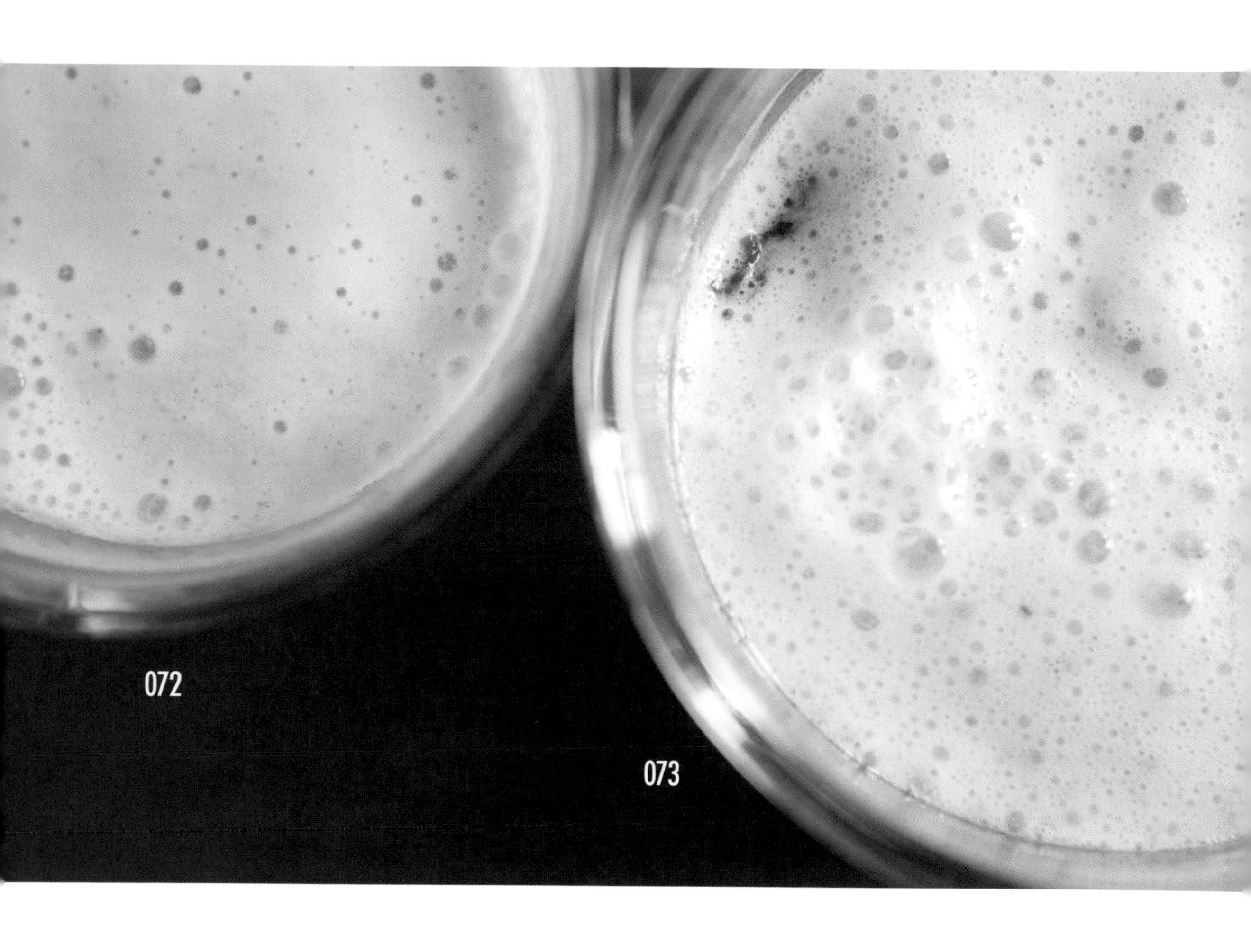

072 梅干與小黃瓜豆漿精力湯

材料 1人份

豆漿 …………100ml
梅干 …………1顆
小黃瓜 …………1根
優格 …………50ml

作法

1｜梅干去籽。
2｜調理機內依序放入小黃瓜、梅干、優格、豆漿後攪拌。

Taste 小黃瓜清爽口感和梅干的酸味充份發揮提神效果。身心倦怠時特別有效，是舒緩身心的最佳選擇。

Memo
梅干中的鹹、酸味可促進體力回復、提神醒腦。除了小黃瓜之外，梅干與其他帶生腥味的蔬菜也都非常搭配。
072 不喜歡小黃瓜青澀味道者，可以先削皮後冷凍保存。

073 梅干與檸檬豆漿精力湯

材料 1人份

豆漿（製冰盒內冷凍）…………120ml份
豆漿 …………100ml
梅干 …………1顆
檸檬（搾汁）…………1顆份
蜂蜜 …………1大匙

作法

1｜梅干去籽
2｜調理機內依序放入冷凍豆漿、梅干、檸檬、豆漿、蜂蜜後攪拌。

DIET

for 減重

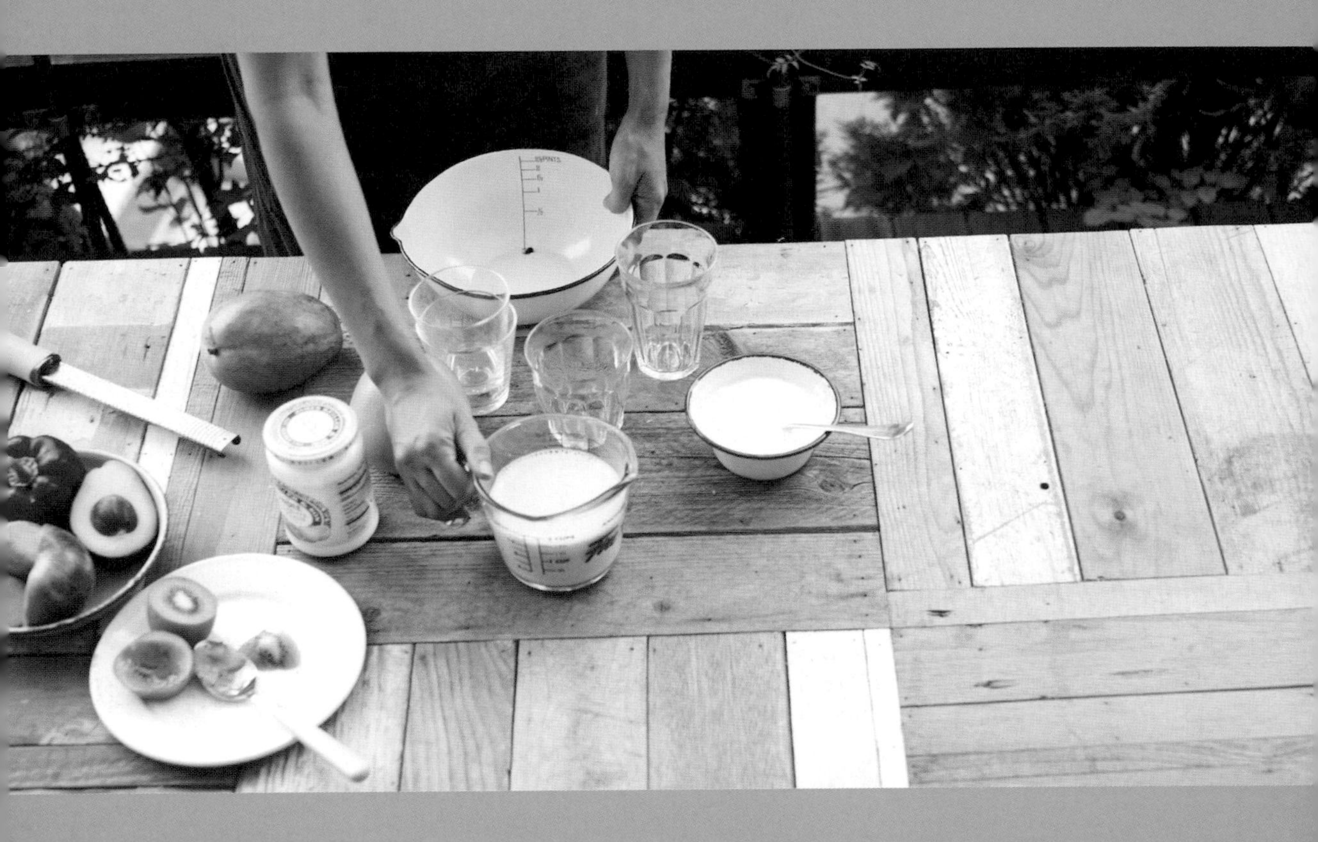

了解自己的身體
不做過度減重計劃

減重過程為何總是充滿挫折。
那是因為計劃裡的過度要求。
繁瑣的飲食限制與難以持續的運動，都讓人覺得厭倦。
而豆漿精力湯，卻充滿合理又能持之以恆的要素。
簡單、美味，組合變化豐富，讓人隨時感到驚喜。
喜悅的情緒就是減重的成功秘訣。
豆漿與蔬菜、水果的相容性高，
對女性更具有不可或缺的豐富營養成份，
在減重表現上極為出色。
針對在改善成不易復胖體質的塑身、減重過程中，
容易產生肌膚乾燥與便秘問題，以及焦慮不安的情緒反應，
也介紹多種可有效舒緩症狀的豆漿精力湯。
減重不是件簡單的事，兼顧維持健康愉悅的身心更是重要的課題。
為了讓維持體重成為生活中的習慣，
了解自己的身體狀態是非常重要的，
口味的喜好、運動的偏好、以及身體變化週期與合適與否。
努力找尋合適自己的模式，全心投入。
這是想擁有健康又美麗身心者最重要的第一步。

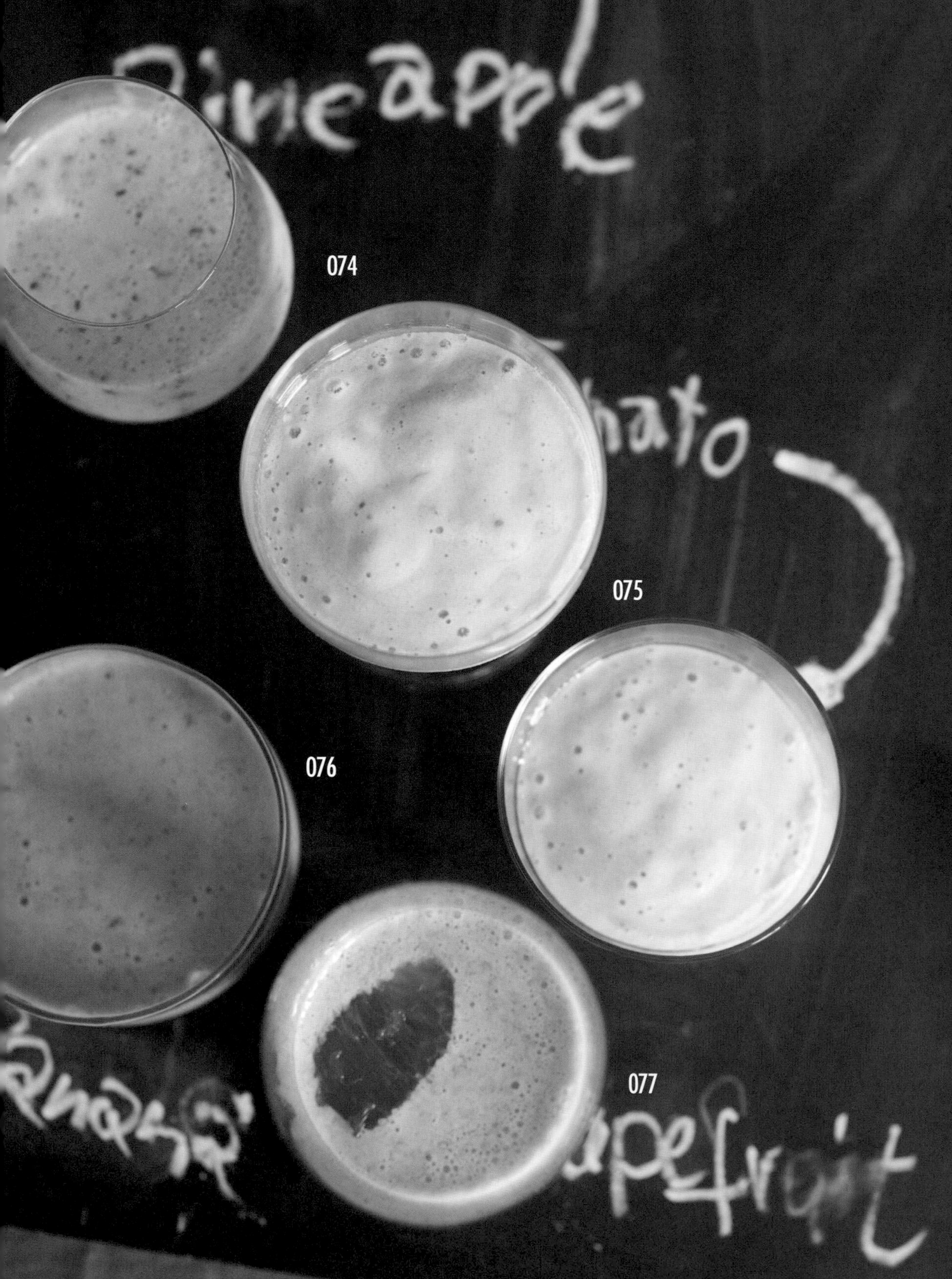
074
075
076
077

074 鳳梨與黃甜椒、海菜豆漿精力湯

材料 1人份

豆漿…………100ml
鳳梨（冷凍）…………50g
甜椒（黃色）…………1/4顆
海菜（乾燥）…………1撮
砂糖…………1小匙

作法

1｜甜椒去蒂頭，挖清籽後切成一口大小。
2｜調理機內依序放入鳳梨、甜椒、海藻、豆漿、砂糖後攪拌。

Taste 在略苦味的甜椒及淡雅香氣的海藻，鳳梨扮演了醬汁般的角色，是充滿清爽口感的沙拉風精力湯。

075 番茄與芒果豆漿精力湯

材料 1人份

豆漿…………200ml
番茄（冷凍）…………1顆
芒果（冷凍）…………1/2顆（90g）
檸檬（搾汁）…………少許

作法

調理機內依序放入番茄、芒果、檸檬、豆漿後攪拌。

Taste 冰凍番茄與芒果的顆粒般口感讓這款精力湯更具特色。不使用甘味料，僅以檸檬的酸味凸顯出食材的香甜。

076 香蕉與蘋果薑汁豆漿精力湯

材料 1人份

豆漿…………100ml
香蕉（冷凍）…………1根
蘋果（冷凍）…………1/4顆（50g）
生薑（磨泥）…………1匙

作法

調理機內依序放入香蕉、蘋果、薑汁、豆漿後攪拌。

077 葡萄柚豆漿精力湯

材料 1人份

豆漿…………80ml
葡萄柚（冷凍）…………1/2顆
砂糖…………1小匙
※留少許葡萄柚作為裝飾用。

作法

1｜調理機內依序放入葡萄柚、豆漿、砂糖後攪拌。
2｜玻璃容器內倒入1，並以葡萄柚片裝飾。

Memo

074 鳳梨含有豐富的蛋白質分解酵素。甜椒中的唐辛子成份則有助脂肪燃燒效果。海藻可補充食物纖維。鳳梨去皮去芯後切成一口大小冷凍保存。

075 番茄中的茄紅素與維生素C可保持減重期間肌膚的健康，芒果含有的酵素則可提供塑造不易復胖體質。番茄去蒂頭切塊，芒果去皮去籽後冷凍保存。

076 生薑可預防冰冷症狀並提升代謝能力。藉由香蕉與蘋果中蛋白質分解酵素的作用可增進減重效率。香蕉去皮切成1cm圓片，蘋果連皮切塊，淋上檸檬汁後冷凍保存。感覺便秘期間，可在清晨飲用冷藏的此款精力湯，有助於刺激腸道，具有促進排便的效果。

077 葡萄柚富含維生素B群及鉀離子，是具有顯著減重效果又營養豐富的水果。砂糖可溫潤體內，增加甜味。葡萄柚去皮剝片後冷凍保存備用。

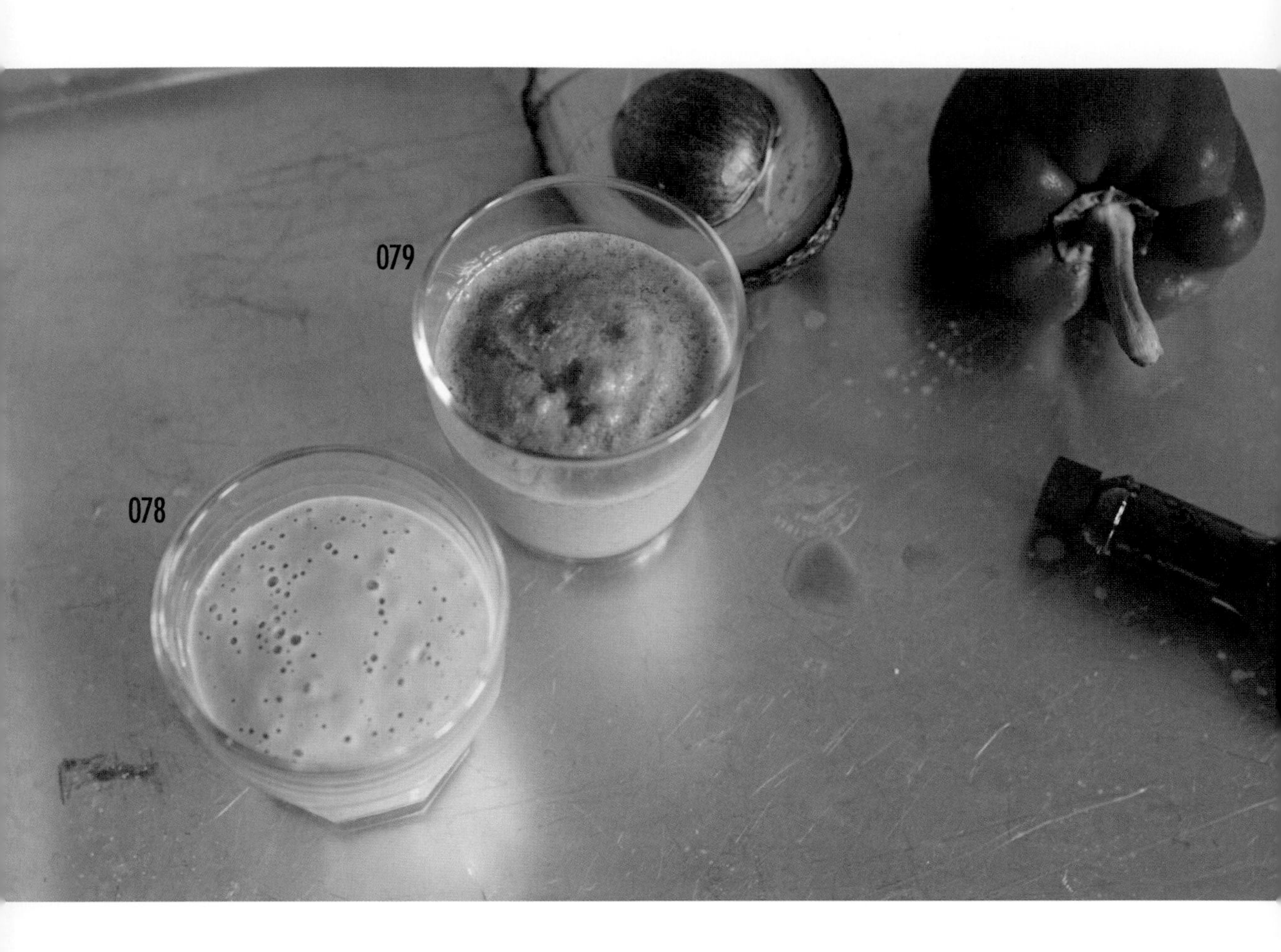

078 酪梨與抹茶豆漿精力湯

材料 1人份

豆漿 …………100ml
酪梨 …………1/4顆
蘋果（冷凍）…………1/4顆
抹茶 …………1小匙
砂糖 …………1大匙

作法

1｜酪梨削皮去籽，切成一口大小。
2｜調理機內依序放入蘋果、酪梨、抹茶、豆漿、砂糖後攪拌。

Taste 酪梨獨特的綿密果肉，給人猶如冰淇淋般滑順口感。添加了抹茶，彷彿是抹茶冰淇淋。

Memo

078 酪梨中豐富的維生素B群有助脂肪燃燒。與食物纖維高的蘋果是最佳搭檔。抹茶香氣可提升食欲。蘋果連皮切小塊冷凍保存備用。

079 甜椒與甜辣醬可促進血液循環，提升代謝及脂肪燃燒效率。番茄去蒂頭切塊冷凍保存。

Arrangement

079 不愛過鹹口味的人可以用1小匙砂糖替代鹽和甜辣醬。

079 甜椒與番茄、甜辣醬豆漿精力湯

材料 1人份

豆漿 …………100ml
番茄（冷凍）…………1顆
甜椒 …………1/2顆
鹽 …………1撮
甜辣醬 …………依喜好適量

作法

1｜甜椒去蒂頭，挖淨籽後切成一口大小。
2｜調理機內依序放入番茄、甜椒、鹽、豆漿後攪拌。
3｜容器內倒入1，依喜好添加甜辣醬。

Taste 猶如義式番茄濃湯的精力湯，可做為替代餐食的飲品。

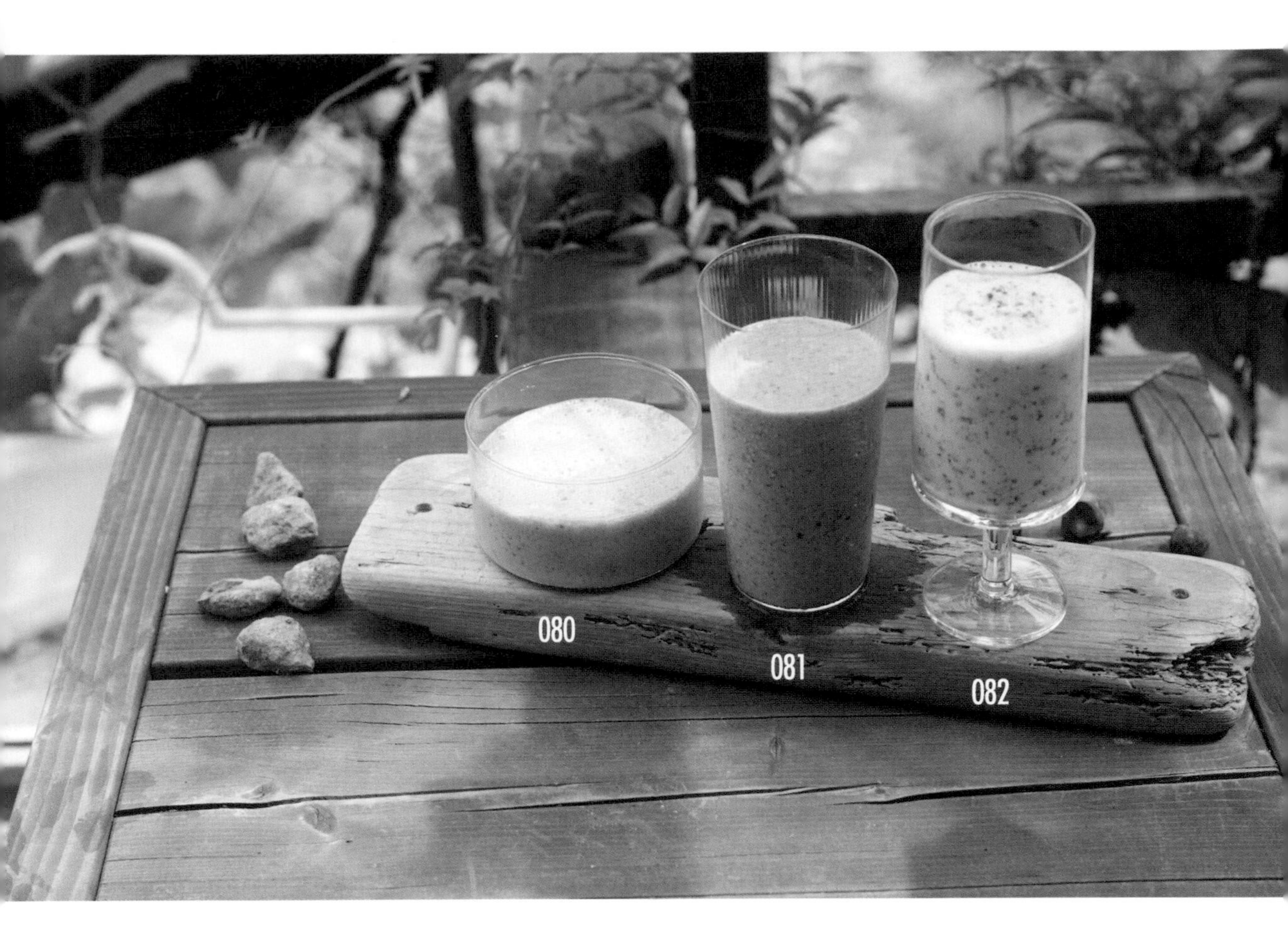

080 香蕉與黃豆粉豆漿精力湯

材料 1人份

豆漿 …………150ml
香蕉（冷凍）…………1根
黃豆粉 …………1大匙

作法

調理機內依序放入香蕉、黃豆粉、豆漿後攪拌。

082 蘋果與海帶芽豆漿精力湯

材料 1人份

豆漿 …………100ml
蘋果（冷凍）…………1/2顆
海帶芽（乾燥）…………1撮
蜂蜜 …………1大匙

作法

調理機內依序放入蘋果、海帶芽、豆漿、蜂蜜後攪拌。

Taste 以乾海帶芽點綴其中，呈現如海藻沙拉般口感。搭配冷凍蘋果的鬆脆，格外順口好喝。

081 黑芝麻與草莓豆漿精力湯

材料 1人份

豆漿 …………100ml
草莓（冷凍）…………10顆
黑芝麻 …………1大匙
蜂蜜 …………1大匙

作法

調理機內依序放入去蒂頭的草莓、黑芝麻、豆漿、蜂蜜後攪拌。

Memo

080 減重期間不時遭遇的便秘情況，不妨刻意多量攝取食物纖維豐富的香蕉、黃豆粉等食材。香蕉剝皮後切成1cm圓片，淋上檸檬汁後冷凍保存。

081 草莓富含纖維質、維生素C、鉀離子等減重時期不可或缺的營養素。芝麻則能補充體內不足的鐵、鈣質。

082 蘋果與海帶芽都有豐富食物纖維。海帶芽則具有飽足感。蘋果連皮切塊，淋上檸檬汁後冷凍保存。

083 番茄與酒醋豆漿精力湯

材料 1人份

豆漿…………180ml
番茄（冷凍）…………1顆
紅酒醋…………1小匙
巴西里（葉）…………1枝份
鹽…………依喜好適量

作法

1｜調理機內依序放入番茄、紅酒醋、巴西里、豆漿後攪拌。
2｜玻璃容器內倒入1，依喜好灑上鹽。

085 草莓與杏仁豆漿精力湯

材料 1人份

豆漿…………180ml
草莓（冷凍）…………4顆
杏仁…………20g
楓糖…………1大匙

作法

調理機內依序放入杏仁、去蒂頭的草莓、豆漿、楓糖後攪拌。

084 酪梨與奇異果、杏仁豆漿精力湯

材料 1人份

豆漿…………180ml
酪梨…………1/2顆
奇異果…………1/2顆
杏仁…………10g
蜂蜜…………1大匙
※奇異果切一片半月形留做裝飾用。

作法

1｜酪黎削皮去籽，奇異果去皮切成一口大小。
2｜調理機內依序放入杏仁、奇異果、酪梨、豆漿、蜂蜜後攪拌。
3｜玻璃容器內倒入2，再以半月形奇異果片裝飾。

Memo

083 巴西里具有發汗作用，有助於體內多餘水份的排出。酒醋則可以幫助因減重增加負擔的體力回復。番茄去蒂頭切塊冷凍保存。

084 酪梨與奇異果含有的酵素與杏仁中的纖維質都是減重期間不可或缺的養份。

084＆085 杏仁外皮所含的抗氧化成份與食物纖維，具有可期待的減重額外效果。

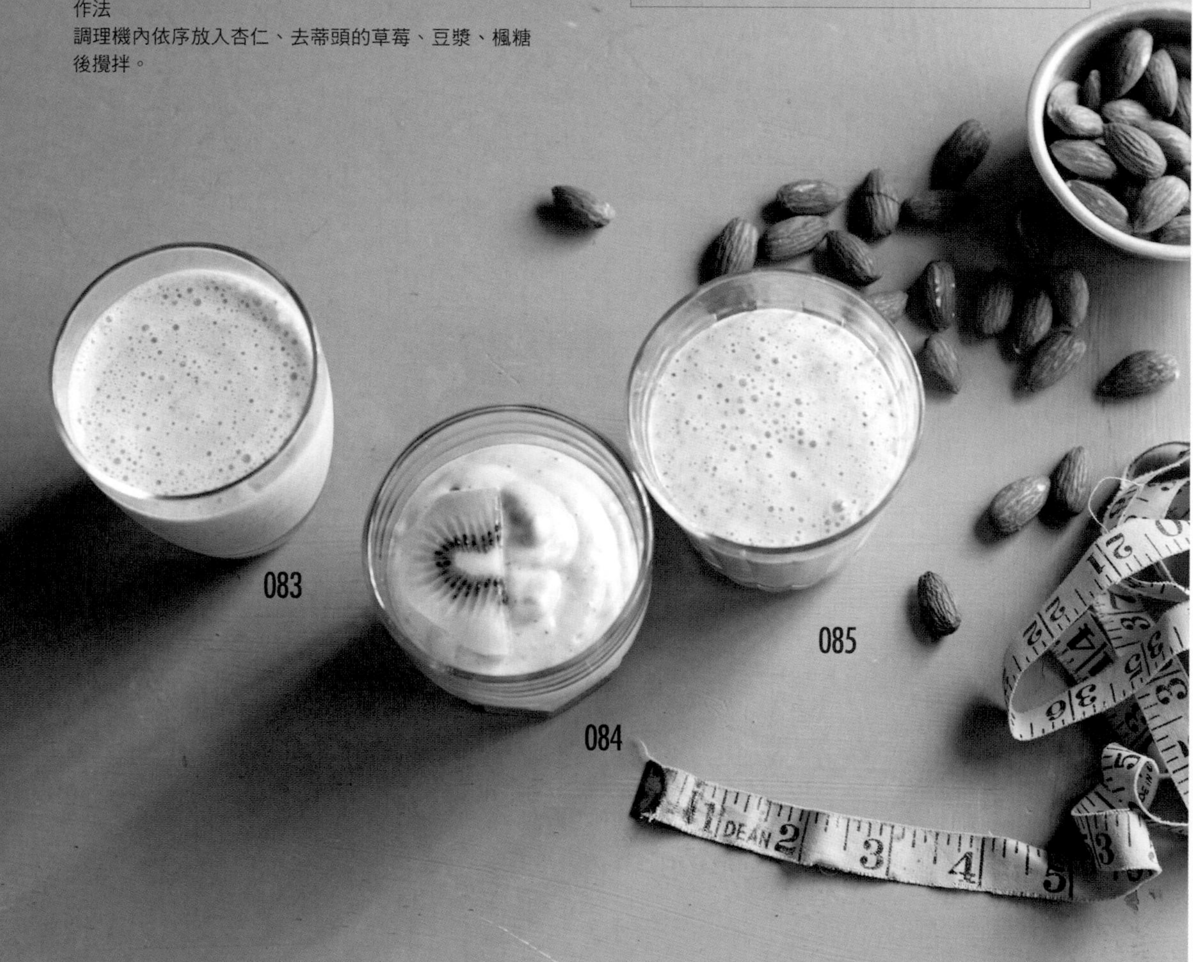

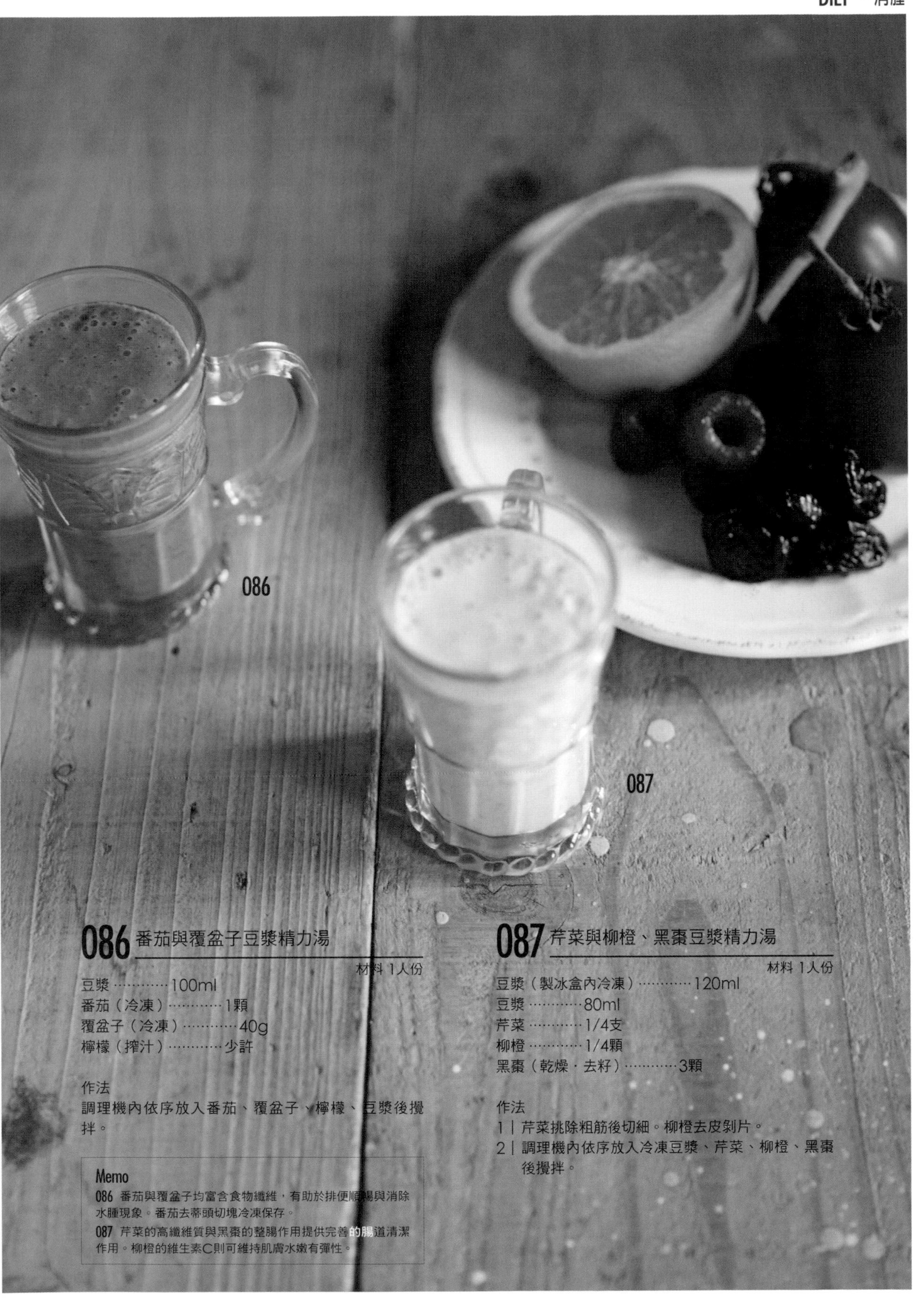

086 番茄與覆盆子豆漿精力湯

材料 1人份

豆漿…………100ml
番茄（冷凍）…………1顆
覆盆子（冷凍）…………40g
檸檬（搾汁）…………少許

作法

調理機內依序放入番茄、覆盆子、檸檬、豆漿後攪拌。

087 芹菜與柳橙、黑棗豆漿精力湯

材料 1人份

豆漿（製冰盒內冷凍）…………120ml
豆漿…………80ml
芹菜…………1/4支
柳橙…………1/4顆
黑棗（乾燥・去籽）…………3顆

作法

1｜芹菜挑除粗筋後切細。柳橙去皮剝片。
2｜調理機內依序放入冷凍豆漿、芹菜、柳橙、黑棗後攪拌。

Memo

086 番茄與覆盆子均富含食物纖維，有助於排便順暢與消除水腫現象。番茄去蒂頭切塊冷凍保存。

087 芹菜的高纖維質與黑棗的整腸作用提供完善的腸道清潔作用。柳橙的維生素C則可維持肌膚水嫩有彈性。

088 鳳梨與紅蘿蔔豆漿精力湯

材料 1人份

豆漿…………150ml
鳳梨（冷凍）…………50g
紅蘿蔔…………1/3根

作法
1｜紅蘿蔔切成一口大小。
2｜調理機內依序放入鳳梨、紅蘿蔔、豆漿後攪拌。

Memo

088＆089 紅蘿蔔含有豐富的β胡蘿蔔素，可以提供肌膚健康元素。如果使用的紅蘿蔔為無農藥產品，即可連皮使用。

088 鳳梨中的蛋白質分解酵素及維生素C可提供減重時的營養補充。鳳梨去皮去芯後，切成一口大小冷凍保存。

089 芒果的消化酵素有助於不易復胖體質的形成。芒果去皮去籽，切成一口大小冷凍保存備用。

089 芒果與紅蘿蔔豆漿精力湯

材料 1人份

豆漿…………200ml
紅蘿蔔（冷凍）…………60g
檸檬（搾汁）…………少許
蜂蜜…………1大匙

作法
1｜紅蘿蔔切成一口大小。
2｜調理機內依序放入芒果、紅蘿蔔、檸檬、豆漿、蜂蜜後攪拌。

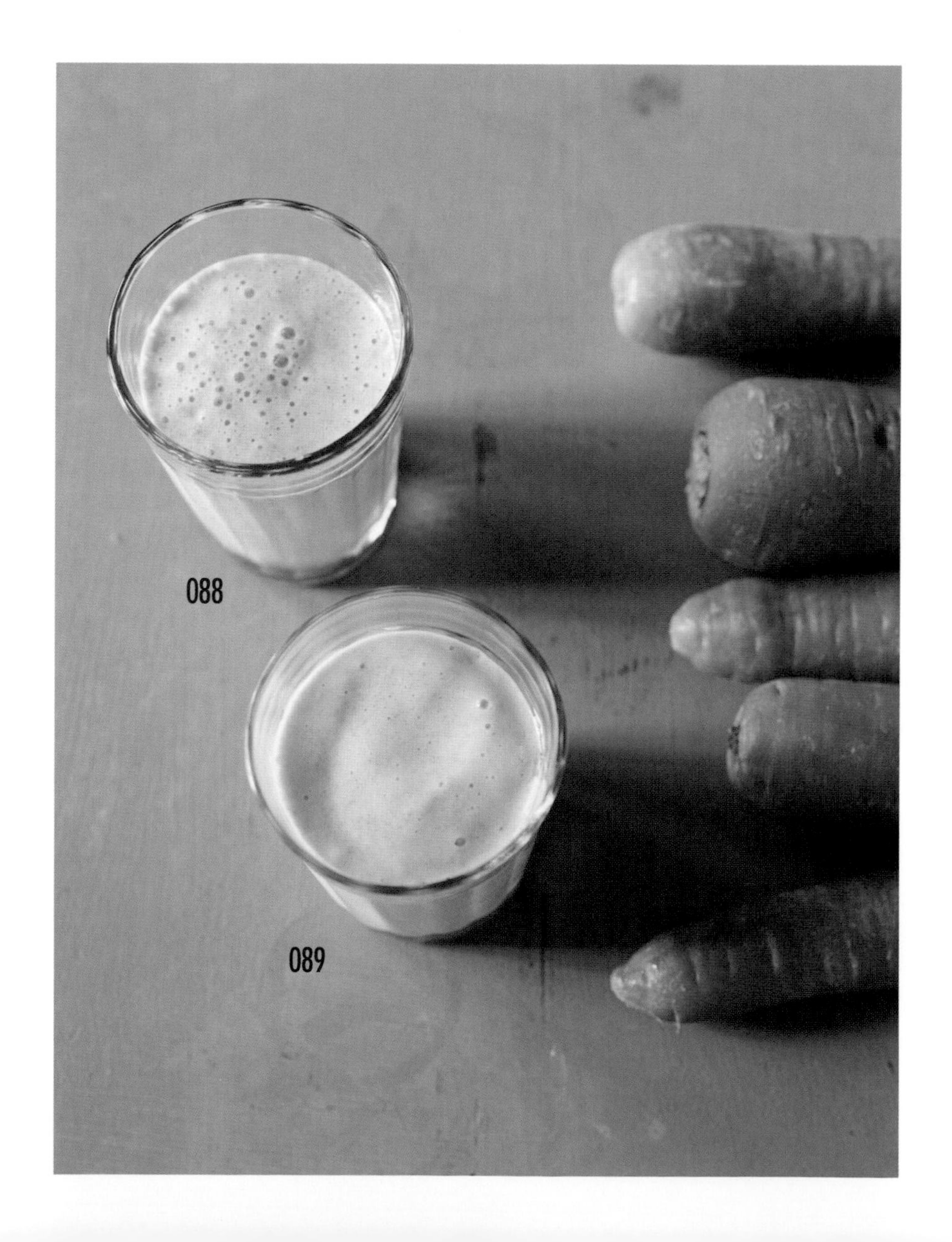

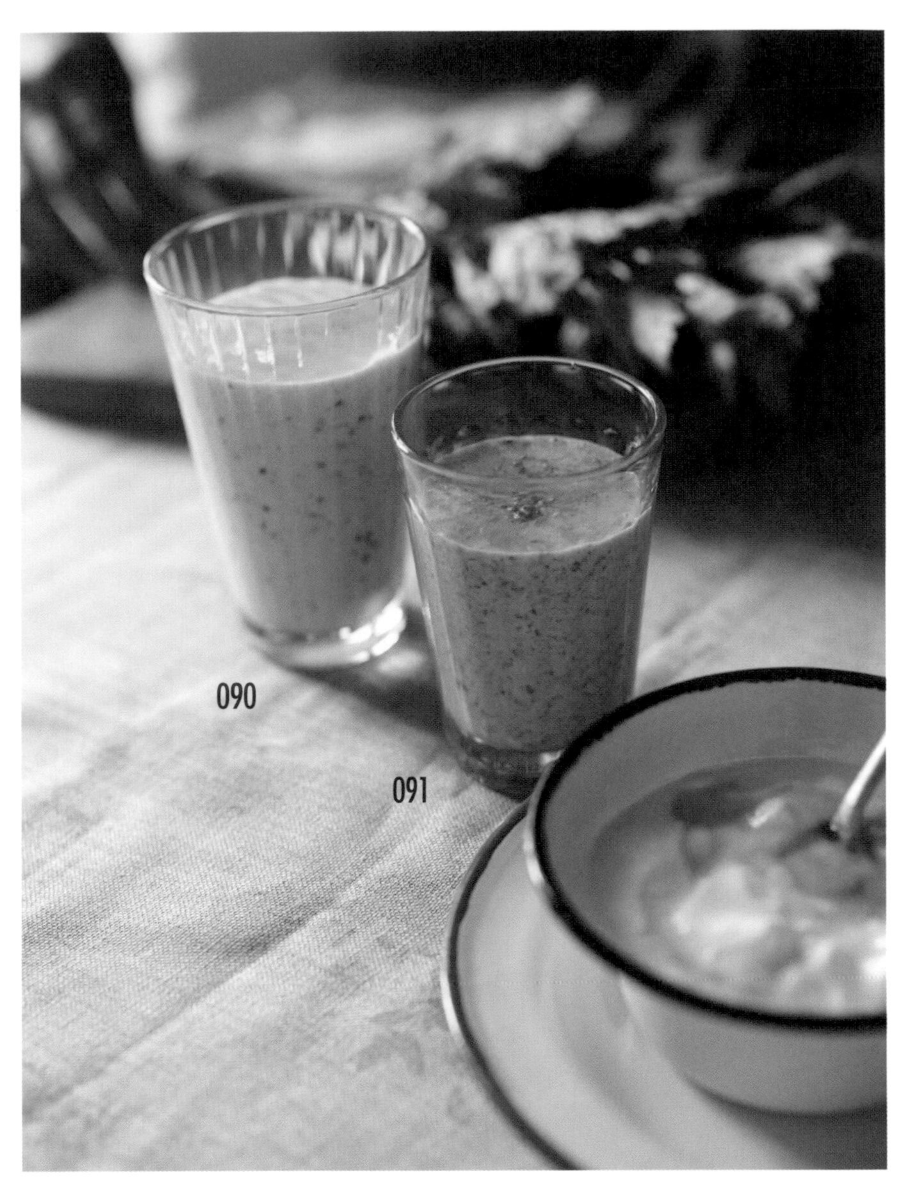

090 芹菜與奇異果、優格豆漿精力湯

材料 1人份

豆漿…………100ml
芹菜…………1/3根
奇異果…………1/2顆
優格…………1大匙
蜂蜜…………1大匙

作法

1｜芹菜挑除粗筋後切碎。奇異果去皮後切成一口大小。
2｜調理機內依序放入芹菜、奇異果、優格、豆漿、蜂蜜後攪拌。

Memo

090 芹菜的香氣對穩定情緒有良好效果。奇異果中的蛋白質分解酵素與維生素C則兼具減重功效。

091 小松菜含有豐富的鈣質，可穩定減重時期的焦慮情緒。小松菜不需燙過，直接切碎冷凍保存即可。

091 小松菜與葡萄柚豆漿精力湯

材料 1人份

豆漿…………100ml
小松菜（冷凍）…………30g
葡萄柚…………1/2顆
白芝麻…………1/2大匙
芝麻粉…………適量

作法

1｜葡萄柚去皮剝片。
2｜調理機內依序放入小松菜、葡萄柚、白芝麻、豆漿、蜂蜜後攪拌。
3｜玻璃容器內倒入1，灑上芝麻粉。

Taste 葡萄柚中的微苦搭配上蜂蜜與滑順的豆漿後呈現非常高雅的風味。白芝麻與芝麻粉的添加，則更提升香氣與順口度。

AND MORE

茶・香草・辛香料・甜點・酒

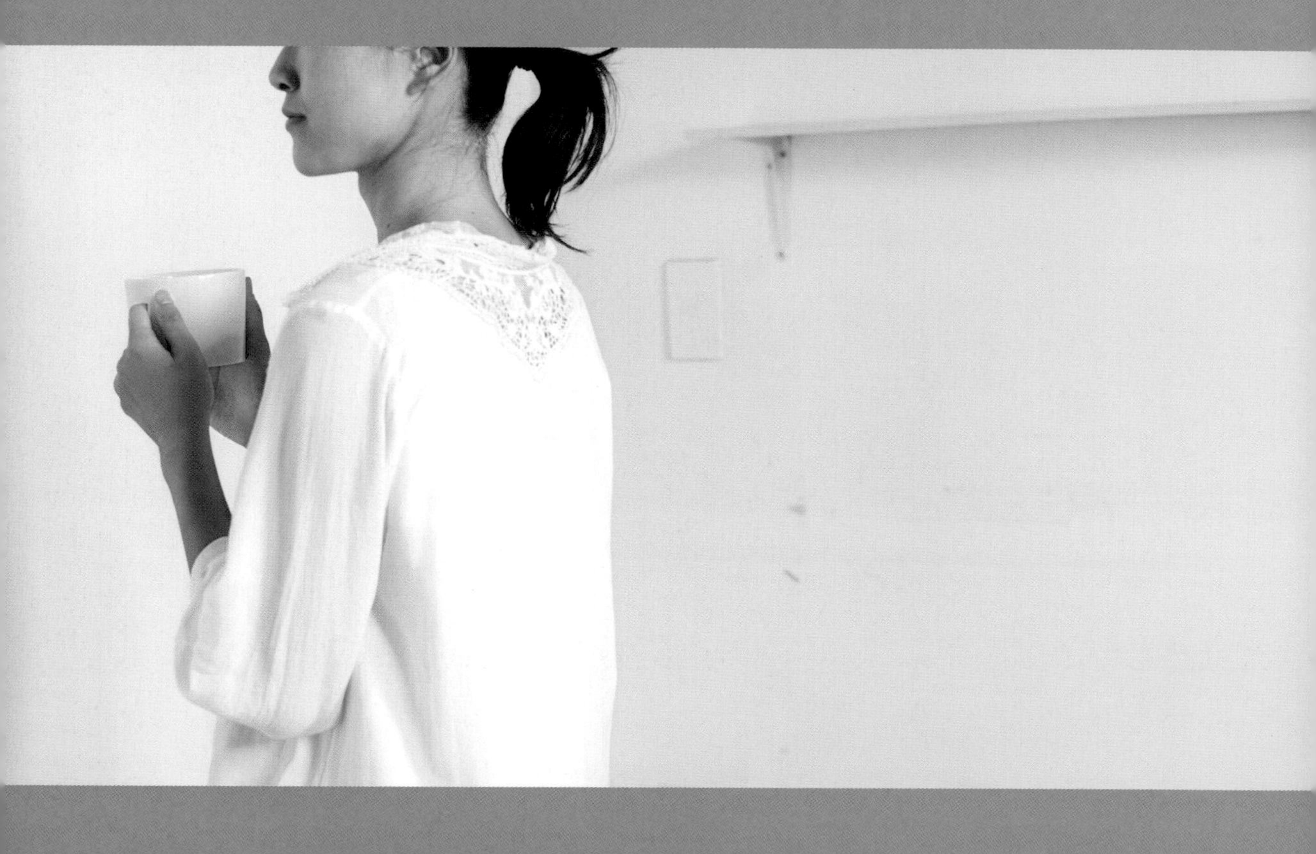

好奇心讓可能性無限延伸
豆漿精力湯的更多可能

能提供身心無限元氣的豆漿精力湯，
每日持續的秘訣在於不斷變化與尋求全新搭配組合。
覺得不滿足於蔬菜與水果搭配豆漿的一成不變，不妨嘗試全新挑戰。
感受豆漿的無限可能性，讓人驚喜的食譜就這樣源源不絕產生。

豆漿＋新鮮水果＋茶飲、或是一碗溫暖的豆漿湯，
都是馬上可以完成的新嘗試。
添加了香草、辛香料的豆漿精力湯呈現「畫龍點睛」的美妙效果，
意外的美味更是充滿驚喜。
果乾、香草冰淇淋遇上香醇豆漿後，也更添健康甘甜的魅力。
換個喜好，與酒結合，同樣讓人欣喜。
不只美味，視覺與香氣讓家庭派對因為豆漿精力湯的加入而別具特色。
成為豆漿精力湯達人，你我絕對做得到！

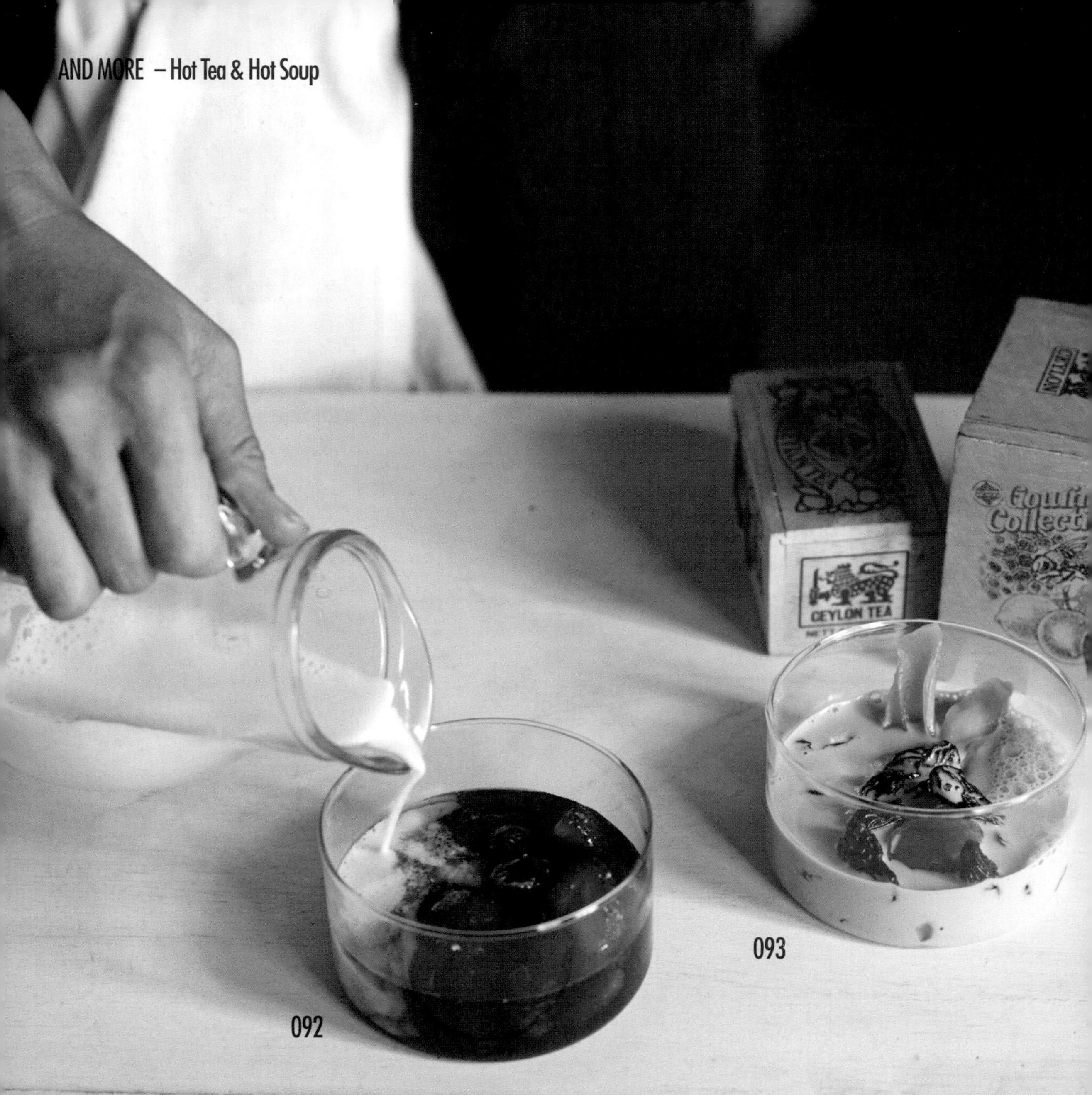

092 綜合莓豆漿茶

材料 1人份

豆漿 …………50ml
玫瑰果茶（茶包）…………1個
水 …………150ml
草莓 …………3顆
藍莓 …………10g
砂糖 …………1大匙

作法

1｜草莓去蒂頭後對切。
2｜鍋內放入草莓、藍莓，撒上砂糖後醃20分鐘。待砂糖完全溶解後加水（50ml），並開火加熱。煮滾後改為弱火繼續加熱約1分鐘。
3｜用另外的鍋子煮水（100ml），煮開後放入茶包再煮約1分鐘。
4｜容器內倒入2，再加入3與豆漿。

093 果乾與豆漿茶

材料 2人份

豆漿 …………400ml
杏桃（乾燥）…………6個
芒果（乾燥）…………3片
葡萄乾 …………10g
大吉嶺（茶葉）…………15g
果乾 …………依喜好適量

作法

1｜鍋內放入除乾果之外的所有材料，以弱火加熱保持不沸騰程度煮約2分鐘。
2｜容器內依喜好加入果乾，並加入1。

Memo
092 & 093 依喜好調整茶的濃度及甜度。

Arrangement
093 的材料＋萊姆酒or君度橙酒

094 蜜桃烏龍豆漿茶

材料 1人份

豆漿…………200ml
烏龍茶（茶葉）…………8g
桃子…………1/4顆

作法

1｜桃子去皮去籽，切成小塊。
2｜鍋內加入豆漿及烏龍茶，以弱火加熱保持不沸騰程度煮約2分鐘。
3｜容器內放入1，再過濾2後倒入。

096 奇異果茉莉花豆漿茶

材料 2人份

豆漿…………100ml
奇異果…………1顆
茉莉花茶（茶葉）…………8g
薄荷（葉）…………4片
熱開水…………300ml
砂糖…………依喜好適量

作法

1｜奇異果去皮切成2cm小塊。
2｜將奇異果半份量與茉莉花茶、薄荷放入茶壺內，倒入熱開水後悶約2分鐘。
3｜用另外的鍋子將豆漿加熱至快沸騰的程度後加入2。
4｜容器內放入剩下的奇異果，倒入3。依喜好添加砂糖調整甜度。

095 無花果豆漿綠茶

材料 1人份

豆漿…………30ml
綠茶（茶葉）…………5g
水…………180ml
無花果…………1/2顆
咖啡糖…………5g

作法

1｜無花果連皮對半直切。豆漿加熱至快沸騰。
2｜鍋內加入水和綠茶煮約2分鐘。
3｜容器內放入無花果，過濾2後倒入。加入咖啡糖後，倒進豆漿。

Memo
094 & 095 & 096 依喜好調整茶的濃度。
095 選擇香氣較強的綠茶種類為宜。
096 冷飲也非常美味。

Arrangement
095 也可利用玄米茶替代綠茶。

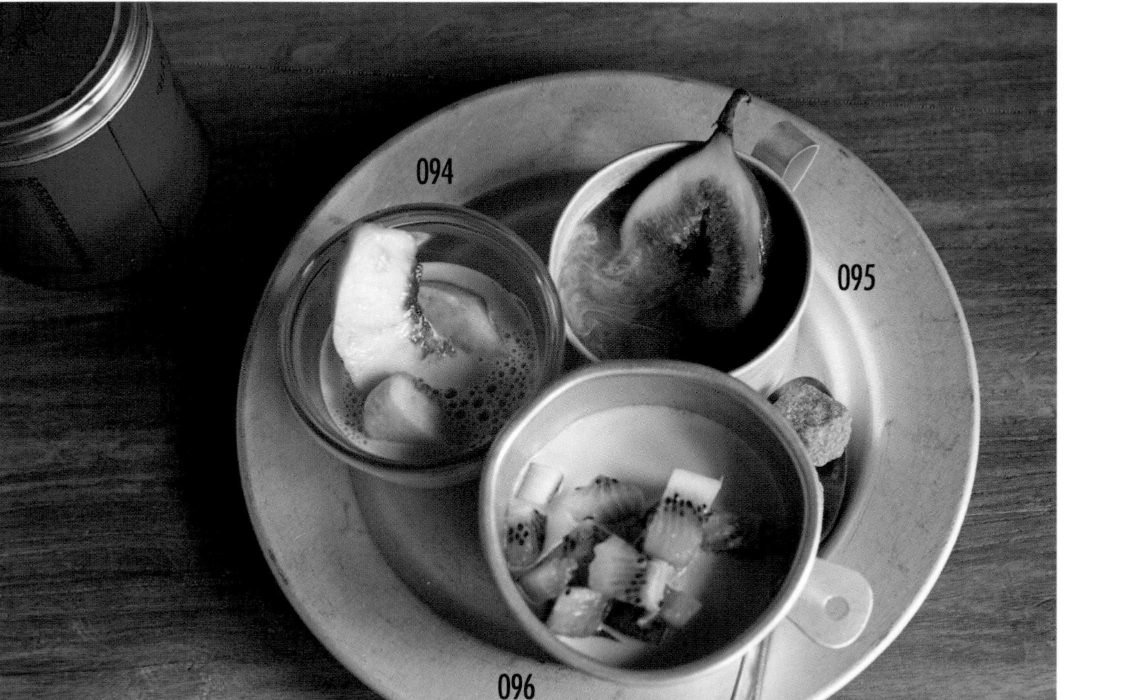

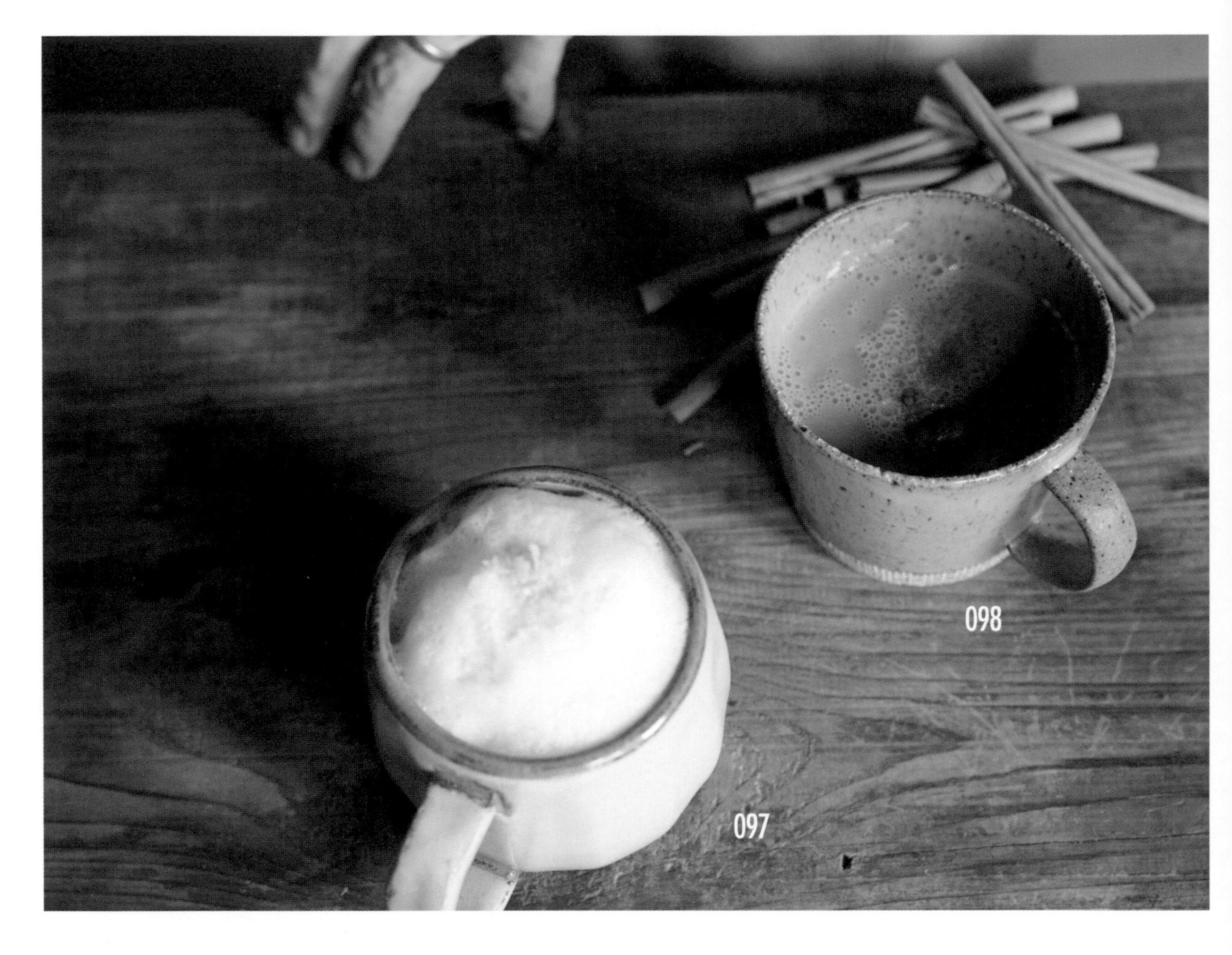

097 檸檬拿鐵

材料 1人份

豆漿 …………200ml
義大利濃縮咖啡或較濃咖啡 …………60ml
檸檬（皮・無農藥）…………適量
砂糖 …………依喜好適量

作法

1｜鍋子內放入豆漿與砂糖，加熱至快沸騰時以打蛋器等打出泡沫。
2｜容器內倒入咖啡，並慢慢加入1，小心不要讓泡沫消失，再灑上檸檬皮。

Memo

097 & 098 依喜好調整甜度。

097 檸檬皮請選擇國產無農藥品為宜。白色部份的苦味強，削切時要特別注意。

Arrangement

098 可嘗試添購各種不同香料。肉桂、茴香均適宜。

098 肉桂豆漿茶

材料 1人份

豆漿 …………200ml
阿薩姆茶（茶葉）…………8g
肉桂棒 …………1根
乾薑片 …………1片
砂糖 …………依喜好適量
肉桂（粉）…………依喜好適量

作法

1｜鍋內放入除了砂糖與肉桂（粉）之外的材料。混合攪拌以弱火加熱保持不沸騰程度約2分鐘。
2｜容器內倒入過濾後的1。依喜好灑上砂糖與肉桂（粉）。

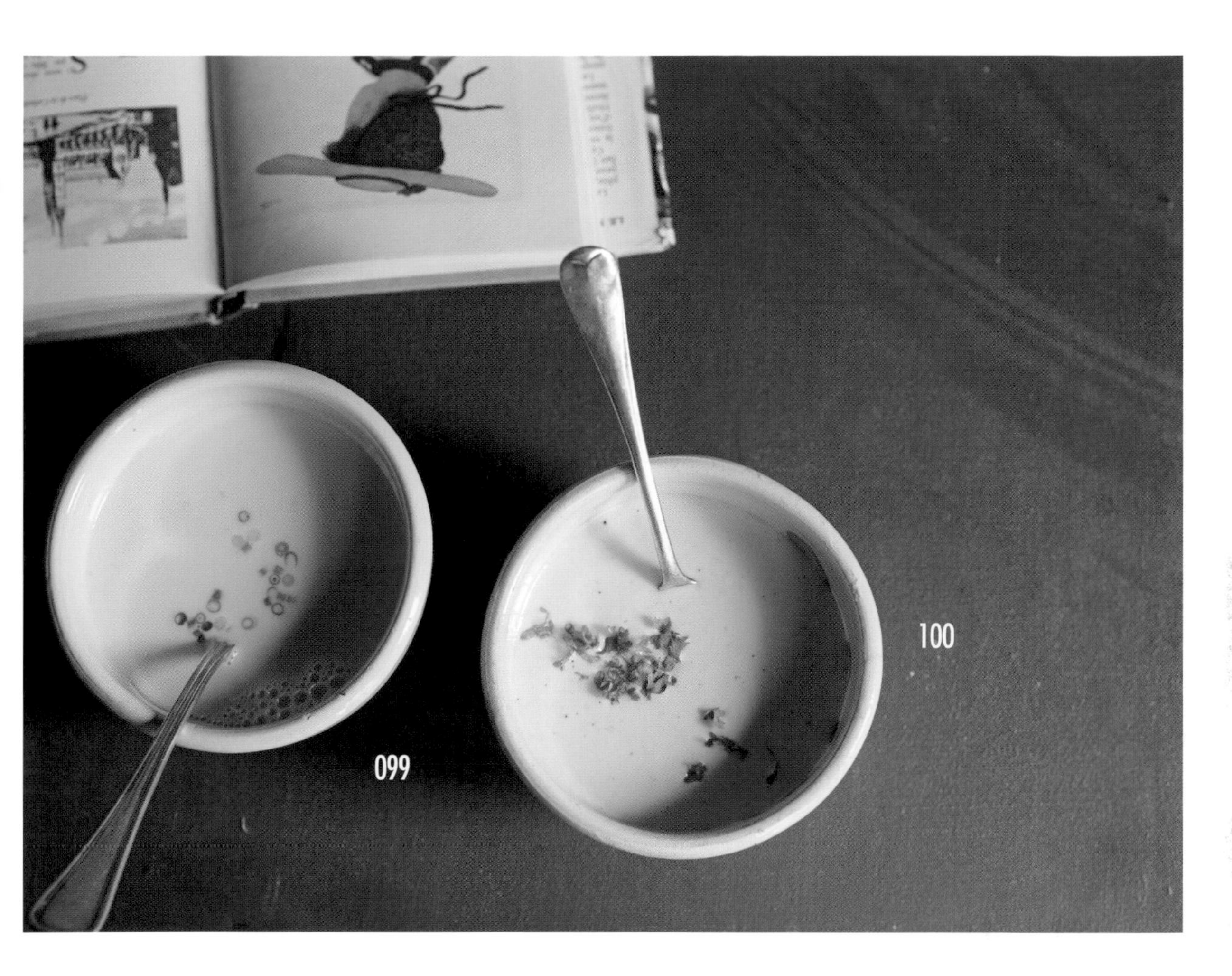

099 綠蘆筍豆漿濃湯

材料 1人份

豆漿…………200ml
綠蘆筍（水煮）…………3根
海帶高湯…………50ml
蔥花…………適量
鹽、胡椒…………各適量

作法

1｜將綠蘆筍切成適當大小。
2｜調理機內依序放入綠蘆筍、海帶高湯後攪拌。
3｜鍋內放入2與豆漿，加熱沸騰後離火。以鹽與胡椒調味。
4｜容器內倒入3，最後撒上蔥花。

Taste 蔥花的香氣扮演重要提味角色。

100 甜玉米豆漿濃湯

材料 1人份

豆漿…………200ml
甜玉米（水煮）…………1/2根（100g）
巴西里…………1支
鹽、胡椒…………各適量

作法

1｜調理機內放入玉米粒、豆漿後攪拌。
2｜鍋內放入1與巴西里的莖部後加熱，沸騰後離火。以鹽與胡椒調味。
3｜容器內倒入2，再撒上切碎的巴西里葉。

Memo
099 疲倦時最需要的一碗香濃熱湯感覺的精力湯。

Arrangement
100 作為冷湯飲用同樣美味。

101 葡萄與迷迭香豆漿精力湯

材料 1人份

豆漿 …………150ml
葡萄（冷凍）…………大7顆（100g）
迷迭香 …………1/3枝

作法
調理機內依序放入葡萄、迷迭香、豆漿後攪拌。

Taste 入口先品嚐到葡萄的甜味，接著散發迷迭香的香氣。用氣味療癒身心的一碗精力湯。

103 番茄與羅勒豆漿精力湯

材料 1人份

豆漿 …………100ml
小番茄（冷凍）…………7顆
羅勒（葉）…………5片
鹽 …………1撮

作法
1｜調理機內依序放入小番茄、羅勒、豆漿後攪拌。
2｜容器內倒入1，撒上鹽後均勻混合。

Memo
101 葡萄連皮對半切開，去籽後冷凍保存。
102 夏季早晨飲用，具有清醒大腦的功效。
103 小番茄去蒂頭後直接冷凍保存。
104 鳳梨去皮去芯，切成一口大小後冷凍保存。
105 不添加任何甘味料，完全以香草及水果本身的香甜呈現。香蕉去皮切成1cm圓片，淋上檸檬汁後冷凍保存備用。

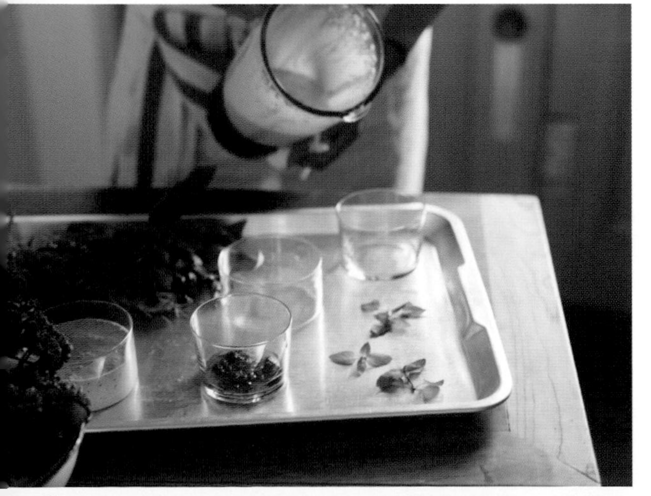

102 薄荷豆漿精力湯

材料 1人份

豆漿 …………50ml
水 …………200ml
伯爵茶（茶包）…………1個
薄荷（葉）…………5g
砂糖 …………1大匙
萊姆（搾汁）…………1/2顆
冰塊 …………4～5個（裝滿一杯的份量）

作法
1｜鍋內放入水和伯爵茶包，以弱火加熱約2分鐘後冷卻備用。
2｜容器內放入薄荷和砂糖，薄荷葉壓碎。
3｜在2內加進冰塊，再倒入1與豆漿。

Taste 一道低咖啡因的美味飲料。

104 香草與鳳梨豆漿精力湯

材料 1人份

豆漿 …………180ml
鳳梨（冷凍）…………70g
羅勒（葉）…………5片
巴西里（葉）…………2枝份
蜂蜜 …………1大匙
鹽 …………1撮

作法
1｜用手搓揉巴西里與羅勒葉。
2｜調理機內依序放入鳳梨、巴西里、羅勒、豆漿、蜂蜜後攪拌。
3｜容器倒入2，撒上鹽後均勻混合。

Taste 各項食材的獨特風味均能完整呈現，是利用香草的豆漿精力湯中，最佳推薦菜單。

105 香蕉與薰衣草豆漿精力湯

材料 1人份

豆漿 …………80ml
香蕉（冷凍）…………1根
薰衣草（乾燥）…………1撮
萊姆（搾汁）…………1/2顆份

作法
調理機內依序放入香蕉、薰衣草、萊姆、豆漿後攪拌。

Taste 薰衣草淡雅的香味，與萊姆微酸的清爽感非常搭配。

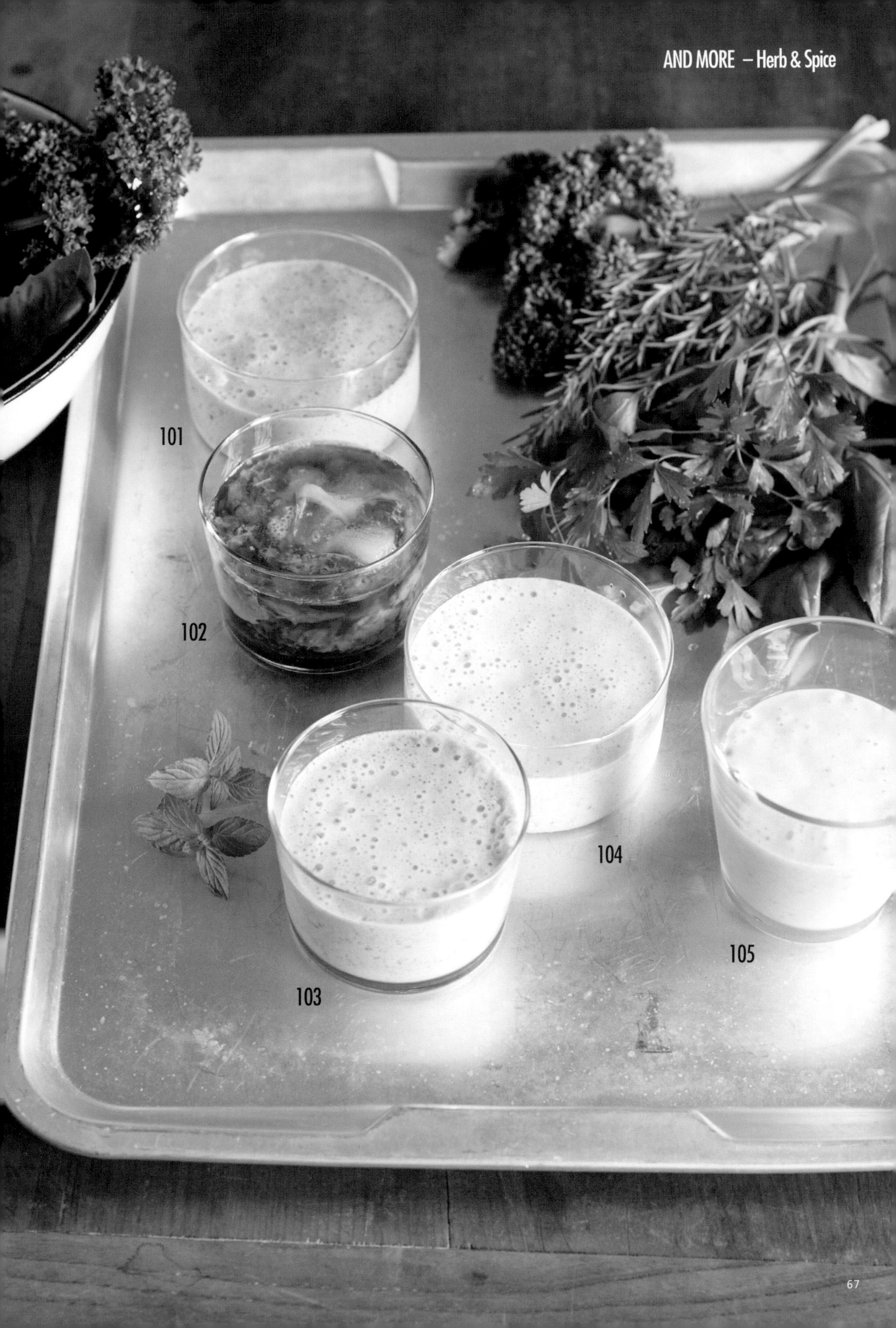
101
102
103
104
105

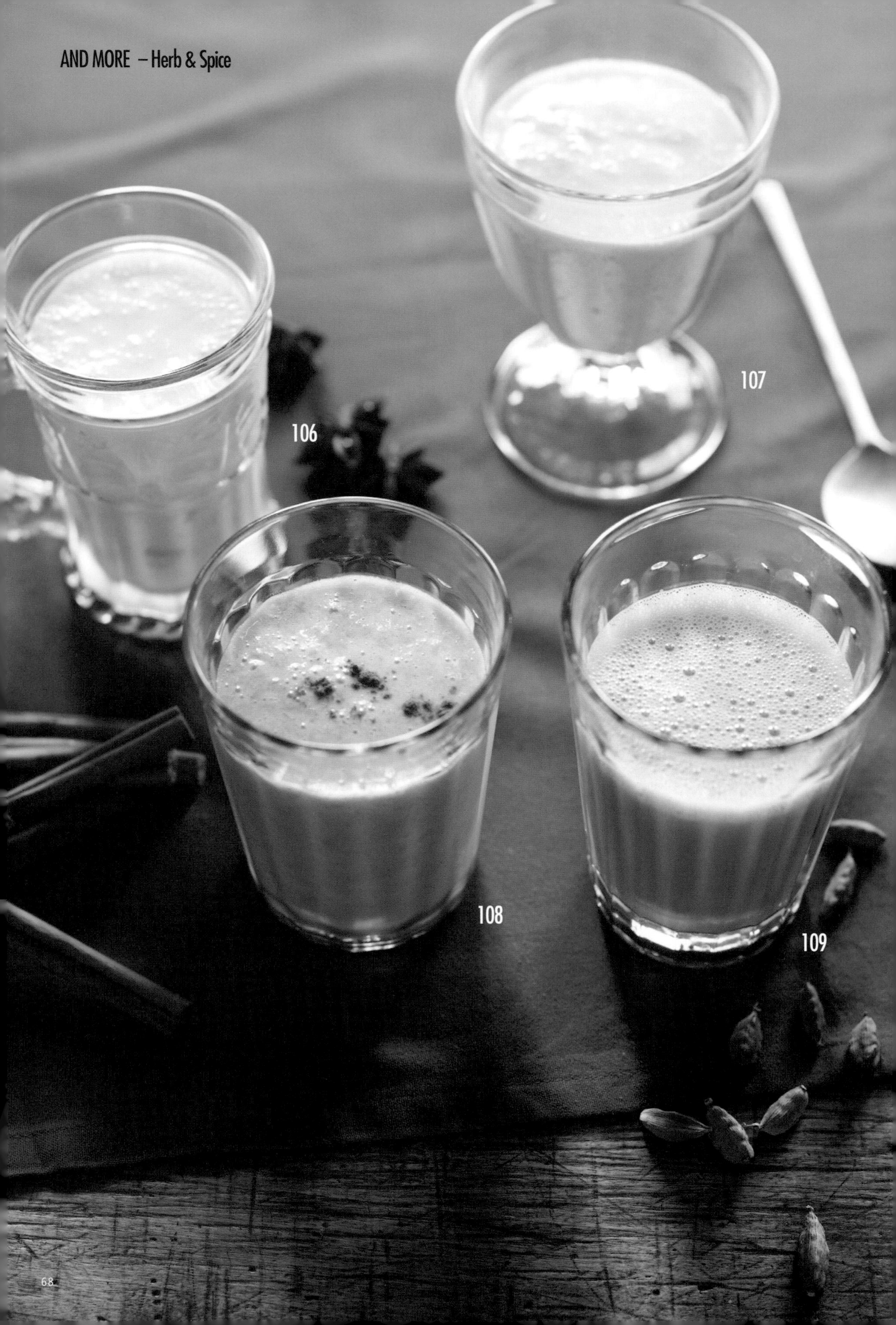
106
107
108
109

106 芒果與大茴香籽豆漿精力湯

材料 1人份

豆漿…………80ml
芒果（冷凍）…………60g
優格…………1大匙
大茴香籽…………1撮

作法

調理機內依序放入芒果、優格、大茴香籽、豆漿後攪拌。

Taste 酸甜又滑順口感的芒果與豆漿、優格的組合搭配，加上辛辣大茴香籽，更提升整體的爽快感。

107 茴香與檸檬豆漿精力湯

材料 1人份

豆漿…………100ml
檸檬（冷凍）…………1/2顆
優格…………1大匙
茴香（粉）…………1撮
砂糖…………1大匙

作法

調理機內依序放入檸檬、優格、砂糖、茴香、豆漿後攪拌。

Taste 散發檸檬香氣的清爽淡雅精力湯。

108 柳橙肉桂豆漿精力湯

材料 1人份

豆漿…………100ml
柳橙（冷凍）…………1/2顆
葡萄柚（冷凍）…………1/4顆
檸檬（搾汁）…………1/4顆
砂糖…………1大匙
肉桂（粉）…………1/4小匙

作法

1｜調理機內依序放入柳橙、葡萄柚、檸檬、肉桂、豆漿、砂糖後攪拌。
2｜玻璃容器內倒入2，依喜好撒上肉桂（份量外）。

109 豆蔻黑糖豆漿精力湯

材料 1人份

豆漿…………200ml
黑砂糖…………1大匙
豆蔻…………1粒

作法

1｜以研磨棒磨碎豆蔻。
2｜鍋內放入豆漿、黑砂糖、豆蔻後，以弱火加熱約2分鐘。
3｜濾清豆蔻後倒入容器。

Taste 豆蔻的香氣有助於舒緩疲倦的身心，是略帶奢華風的成人風飲料。

Memo

106 大茴香籽是具強烈刺激的辛香料，特別注意不要使用過量。差不多可以聞到香味的程度即可。芒果去皮去籽後切成一口大小冷凍保存。

107 茴香加上優格，是減緩便秘症狀的最佳利器。檸檬去皮，切成一口大小冷凍保存。

108 柳橙與葡萄柚均去皮剝片，冷凍保存。

109 使用豆蔻粉也OK。不加黑砂糖也無損其順口度。

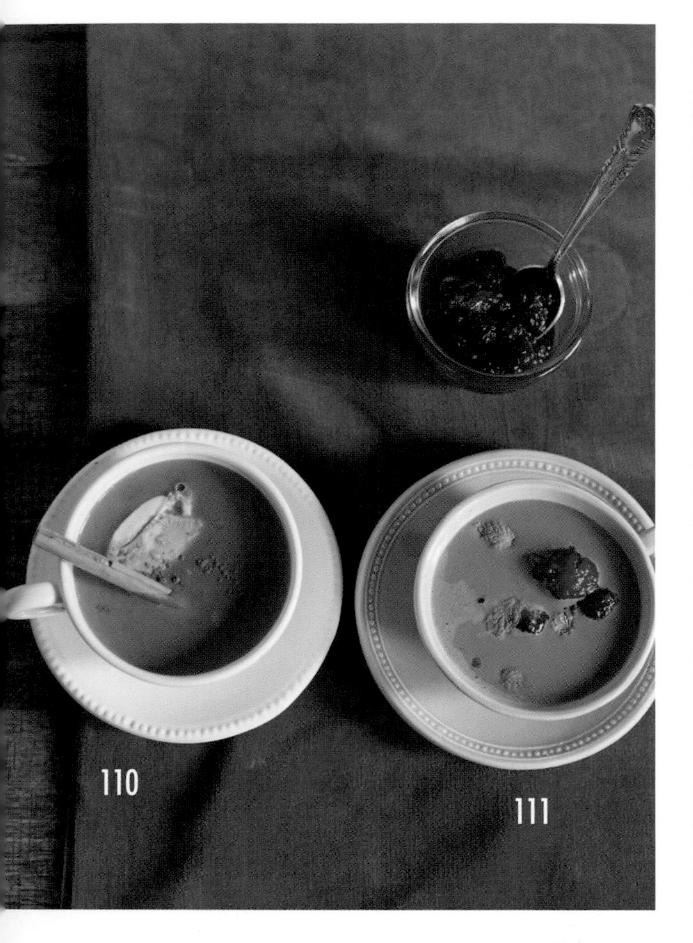

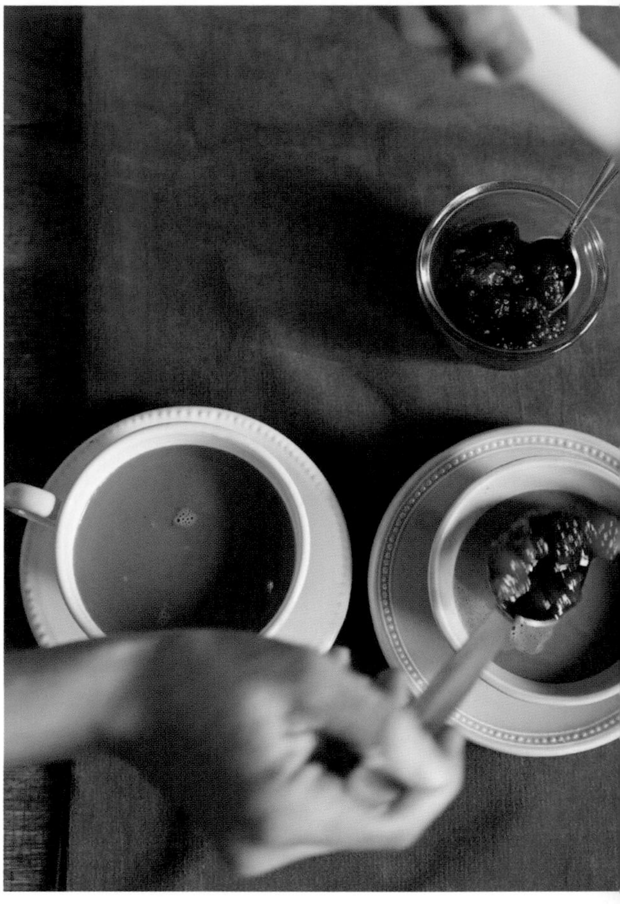

110 酸奶豆漿可可亞

材料 1人份

豆漿 …………200ml
可可亞（粉）…………1大匙
砂糖 …………適量
酸奶 …………1大匙
肉桂（粉）…………依喜好適量
肉桂棒 …………1支

作法

1｜鍋內放入豆漿、可可亞、砂糖後以弱火加熱。
2｜待砂糖融化後即倒入容器內。放上鮮奶油，依喜好撒上肉桂（粉），並以肉桂棒攪拌。

Taste 豆漿可可亞的香濃，搭配酸奶的酸味，呈現濃郁順口的絕佳口感。

Arrangement
110 除了肉桂（粉）之外，也可以用可可粉作成雙可可亞口味。或是以薑粉、豆蔻、辣粉等替代，創造全新口味。

111 覆盆子豆漿歐蕾

材料 1人份

豆漿 …………200ml
義大利濃縮咖啡或較濃咖啡 …………60ml
覆盆子（冷凍）…………20g
砂糖 …………2大匙
薄荷（葉）…………2片
水 …………50ml

作法

1｜鍋內放入覆盆子，全體撒上砂糖靜置20分鐘。
2｜在1內倒入水加熱，煮至顆粒狀後改為小火再加熱約1分鐘後離火冷卻。
3｜將豆漿倒入其他鍋內加熱至沸騰前。
4｜容器內倒入咖啡和3，再加入2。將薄荷撕碎放入，略為混合後即可飲用。

Taste 覆盆子與濃郁的豆漿歐蕾組合成深度十足的風味。

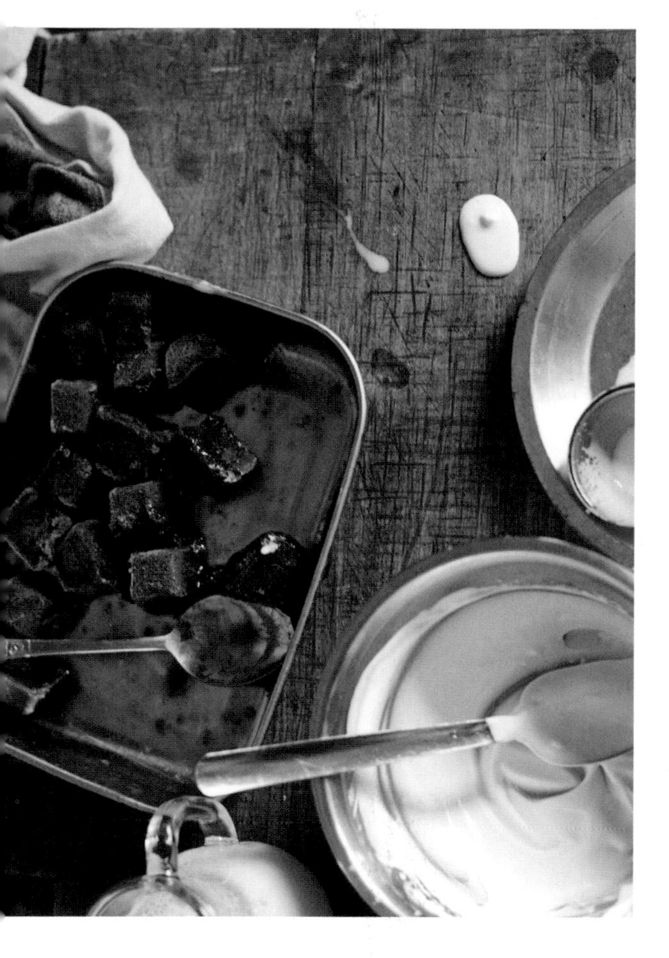

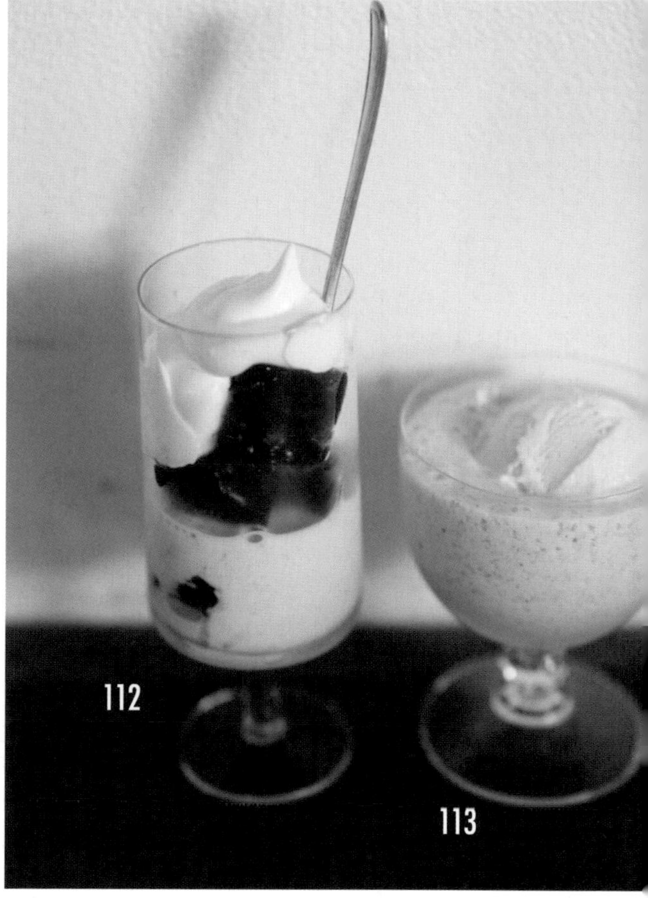

112 石榴冰角豆漿精力湯

材料 1人份

豆漿 …………150ml
石榴汁 …………250ml
蔓越莓醬 …………1大匙
豆漿油 …………30ml
細砂糖 …………1小匙

作法

1｜將石榴汁與蔓越莓醬混合，放入製冰盒內冷凍備用。
2｜豆漿油加入細砂糖，靜置5分鐘。
3｜玻璃容器內倒入1和豆漿。放上2後略為拌勻。

113 奇異果豆漿精力湯佐香草冰淇淋

材料 1人份

豆漿 …………180ml
奇異果（冷凍）…………1/2顆
檸檬（搾汁）…………少許
蜂蜜 …………1大匙
香草冰淇淋 …………適量

作法

1｜調理機內依序放入奇異果、檸檬、豆漿、蜂蜜後攪拌。
2｜玻璃容器內放入1，再加上香草冰淇淋。

Memo

112 除了石榴之外，也可將喜好的果汁、水果冷凍，嘗試不同口味。用鮮奶油也OK，在此使用豆漿油則更具健康美味。

113 也可以草莓或鳳梨等帶有酸味的水果替代奇異果。奇異果去皮，切小塊後冷凍保存。

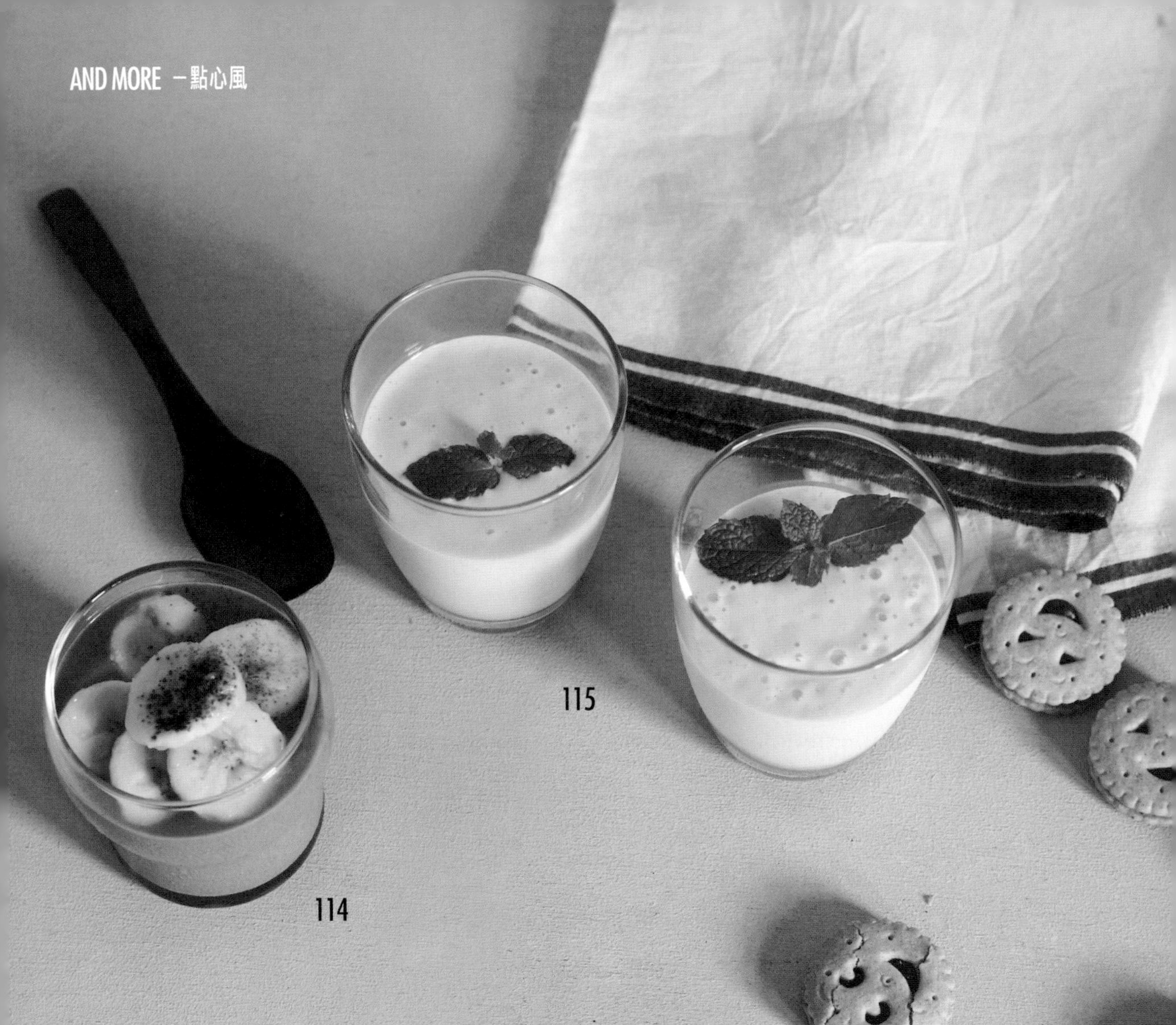

114 可可亞香蕉佐香草豆漿精力湯

材料 1人份

豆漿…………100ml
香蕉（冷凍）…………1根
鳳梨（冷凍）…………50g
白芝麻粉…………1大匙
蜂蜜…………1大匙
檸檬（搾汁）…………少許
香草精…………適量
香蕉（切圓片）…………適量

作法

1｜調理機內依序放入鳳梨、香蕉、芝麻粉、可可亞、檸檬、香草精、豆漿、蜂蜜後攪拌。
2｜玻璃容器內倒入1，放上香蕉片，再撒上可可亞（份量外）。

115 芒果椰汁豆漿精力湯

材料 1人份

豆漿…………120ml
巧克力牛奶…………50ml
芒果（冷凍）…………70g
優格…………1大匙
細砂糖…………1小匙
薄荷（葉）…………適量

作法

1｜調理機內依序放入芒果、巧克力牛奶、優格、豆漿、細砂糖後攪拌。
2｜玻璃容器內倒入1，並以薄荷裝飾。

Memo

114 也可利用香草冰淇淋取代香蕉，成為豐盛的甜點風格。香蕉去皮切成1cm圓片，淋上檸檬汁後冷凍保存。鳳梨去皮去芯，切成一口大小冷凍保存。

115 芒果去皮去籽，切成一口大小冷凍保存。

116 蘋果派豆漿精力湯

材料 1人份

豆漿 …………180ml
蘋果（冷凍）…………1/2顆
葡萄乾 …………10g
肉桂（粉）…………適量
※預留適量蘋果與葡萄乾作為裝飾用。

作法

1｜調理機內依序放入蘋果、葡萄乾、肉桂、豆漿、砂糖後攪拌。
2｜玻璃容器內倒入1，以蘋果和葡萄乾裝飾，再撒上肉桂粉。

Taste 健康又具飽足感，猶如「可以喝的蘋果派」。

Memo
116 蘋果連皮切小塊，淋上檸檬汁後冷凍保存。

117 櫻桃豆漿精力湯

材料 1人份

豆漿 …………400ml
美國櫻桃 …………100g
砂糖 …………2大匙
明膠 …………5g
穀物脆片 …………適量

作法

1｜將美國櫻桃去籽切碎。
2｜調理機內依序放入櫻桃、豆漿（200ml）後攪拌。
3｜鍋內放入2與砂糖，加熱並攪拌至完全融化即離火。
4｜在3內加入明膠使其融化再浸水冷卻。
5｜將4置於冷藏室冷卻凝固。凝固後切成2cm小丁。
6｜玻璃容器內倒入穀物碎片和5，加入豆漿（200ml）。從底部挖起混合拌勻。

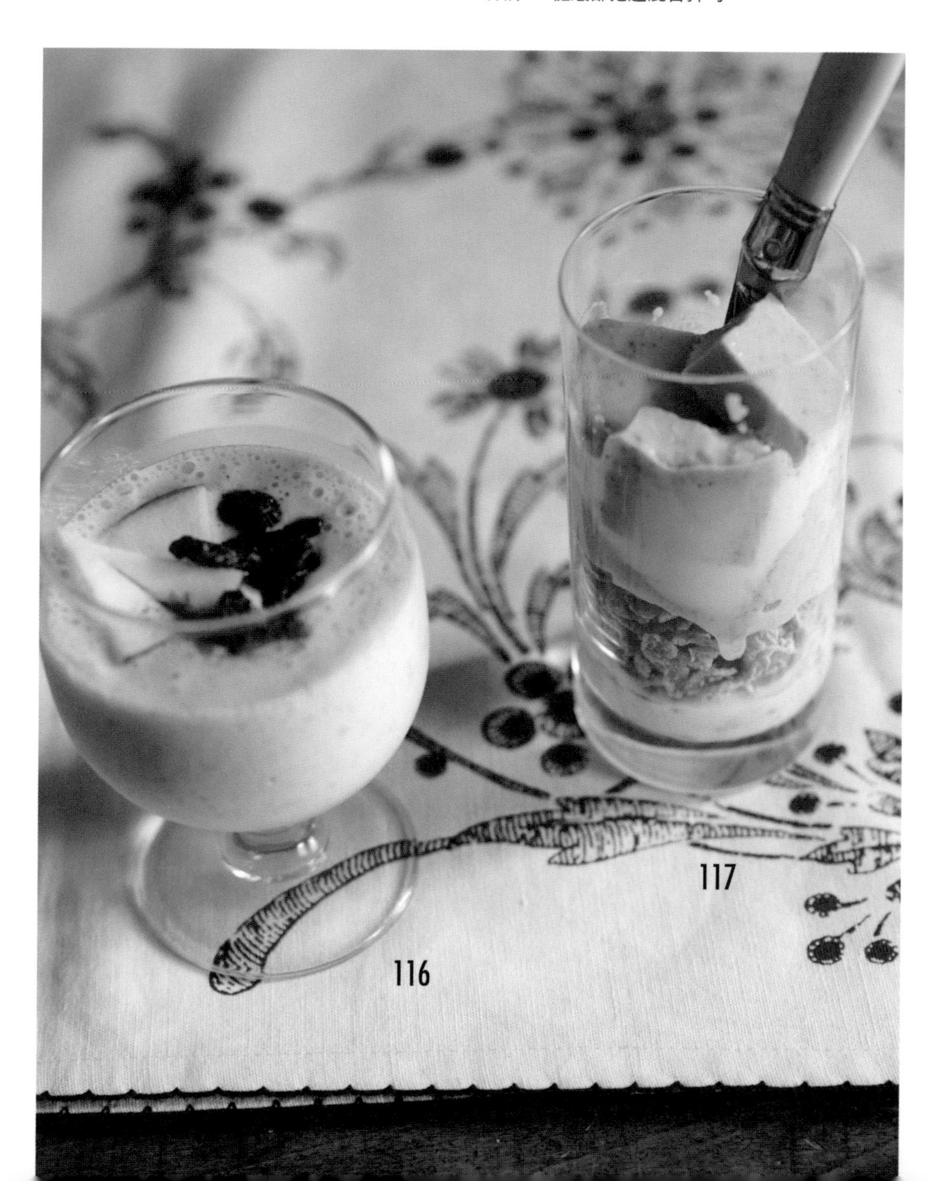

118 冰凍香蕉豆漿Daiquiri

材料 1人份

豆漿 …………50ml
香蕉（冷凍）…………1/3根
白萊姆酒 …………30ml
白柑桂酒 …………1小匙
檸檬（搾汁）…………少許
檸檬糖漿 …………1小匙
※預留檸檬切片一片作為裝飾用。

作法

1｜調理機內依序放入香蕉、白萊姆酒、白柑桂酒、檸檬、豆漿、檸檬糖漿後攪拌。
2｜玻璃容器內倒入1，並以檸檬片裝飾。

Memo

118 香蕉去皮切成1cm圓片，淋上檸檬汁後冷凍保存。
119 啤酒選擇Pilsner或Lager等較順口的種類較佳。鳳梨去皮去芯，切成一口大小後冷凍保存。
120 柳橙去皮剝片後冷凍保存。

Arrangement

118 用薄荷糖漿替代檸檬糖漿也非常美味。

119 牙買加豆漿薑汁啤酒

材料 1人份

豆漿（製冰盒冷凍）…………120ml
豆漿 …………50ml
鳳梨（冷凍）…………40g
生薑（磨泥）…………1撮
啤酒 …………適量

作法

1｜調理機內依序放入冷凍豆漿、鳳梨、生薑、豆漿後攪拌。
2｜玻璃容器內倒入1，加進啤酒。徐徐攪拌混合。

120 豆漿Blood & Sand

材料 1人份

豆漿 …………50ml
柳橙（冷凍）…………1/2顆
威士忌 …………15ml
Sweet Vermut（「Cinzano」）…………15ml
櫻桃白蘭地 …………15ml
柳橙（圓片／新鮮）…………適量

作法

1｜調理機內依序放入柳橙、豆漿、威士忌、Sweet Vermut、櫻桃白蘭地後攪拌。
2｜玻璃容器內倒入1，再以柳橙片裝飾。

Taste 柑橘系的爽口＆清香會讓人欲罷不能，要留意飲用過量的調酒。

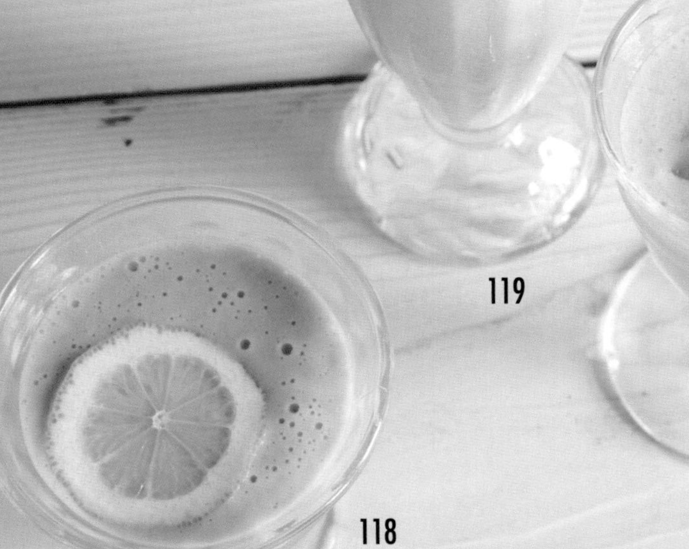

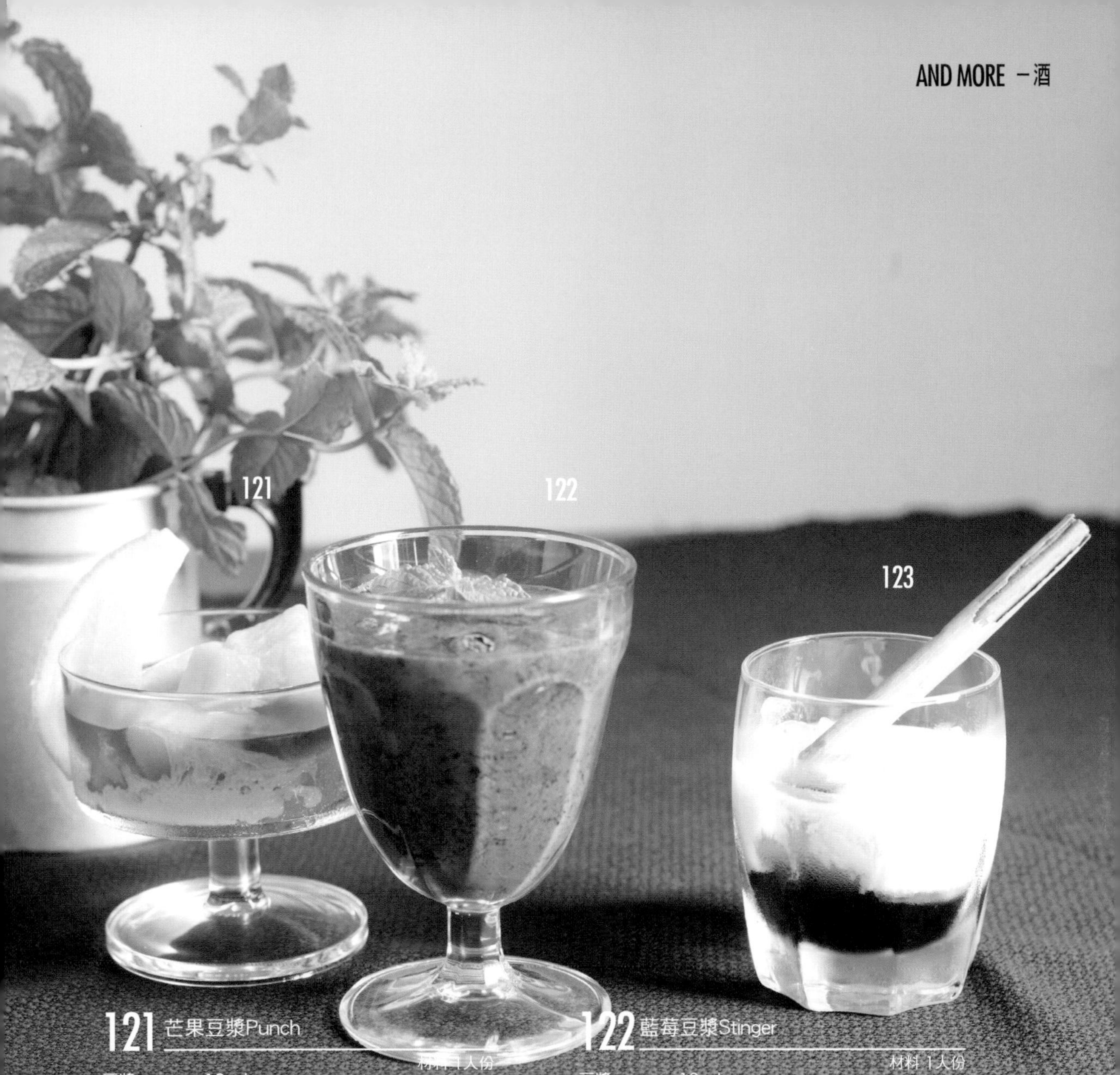

121

122

123

121 芒果豆漿Punch

材料 1人份

豆漿…………10ml
芒果（冷凍）…………60g
萊姆酒…………20ml
檸檬…………少許

作法

玻璃容器內放入芒果，並倒入萊姆酒和豆漿。再擠入檸檬汁。

Taste 萊姆的香氣加上芒果的高雅甜味，呈現出眾品味。

123 卡魯哇咖啡酒豆漿

材料 1人份

豆漿…………10ml
卡魯哇咖啡酒…………30ml
調酒冰塊…………1個
肉桂棒…………1根

作法

1｜玻璃容器內放入冰塊並倒入咖啡酒。
2｜將豆漿除除倒入1，再插上肉桂棒。

122 藍莓豆漿Stinger

材料 1人份

豆漿…………10ml
藍莓（冷凍）…………20g
白蘭地…………40ml
白胡椒薄荷…………10ml
薄荷（葉）…………2片

作法

1｜調理機內依序放入藍莓、豆漿、白蘭地、白胡椒薄荷後攪拌。
2｜玻璃容器內倒入1，再以薄荷和藍莓（份量外）裝飾。

Memo

121 芒果去皮去籽，切成一口大小後冷凍保存。
122 Stinger是源自紐約的調酒。此處與豆漿的搭配更突顯溫潤的口感，成為充滿柔和氣氛的優雅調酒。
123 選用高腳或是廣口玻璃酒杯裝盛更顯可愛獨特。

豆漿精力湯的效果與作法

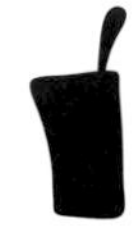

什麼是豆漿精力湯？

「豆漿精力湯」是指以豆漿搭配蔬菜或水果，產生讓食材發揮加乘效果的健康飲品。藉由豆漿與各種冷凍蔬果、辛香料、溫飲冷飲等不同組合，呈現多樣的品嚐方式。
本書特別介紹多種適合與豆漿搭配的食材，在不同情況下的不同用法。根據每天身體狀況、情緒、喜好的差異來為自己量身訂作一杯健康飲料，除了豐富的營養之外，更增加自製時的樂趣，進而養成持續飲用的習慣。

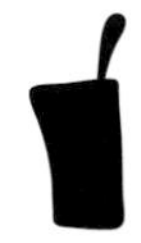

豆漿的效果

豆漿含有女性維持健康美麗不可或缺的多種營養素。針對肌膚乾燥、掉髮、白髮、便秘、水腫、生理痛、骨質疏鬆、更年期障礙等症狀均見良好改善及舒緩效果。

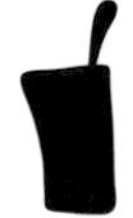

豆漿的主要成分

●大豆蛋白質…………提升基礎代謝、幫助脂肪燃燒。具清血效果。
●配糖體…………防止脂肪過度吸收。改善便秘症狀。具抗老化回春功效。
●卵磷脂…………降低不良膽固醇增生。美膚效果。抗老化。
●維生素B（美容維生素）…………促進體內代謝。美膚效果。
●維生素E（回春維生素）…………促進血液循環。活化賀爾蒙分泌，防止老化。
●不飽和脂肪酸…………降低中性脂肪、不良膽固醇累積。
●奧利多寡醣…………調整腸道環境、改善便秘。
●大豆異黃酮…………調整女性賀爾蒙均衡分泌。

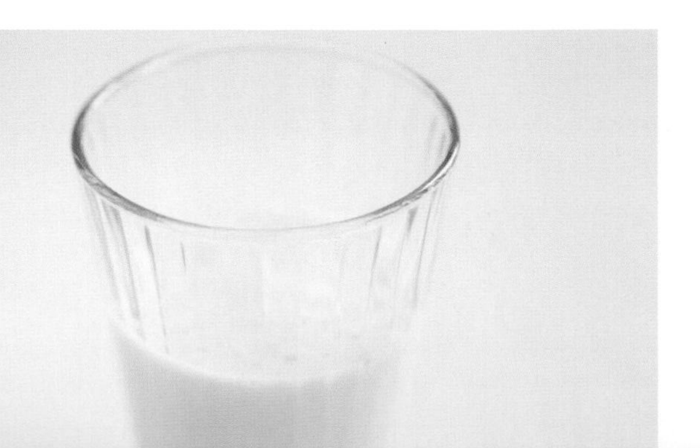

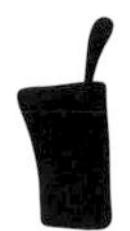

製作豆漿精力湯的要點

1　選擇豆漿

市售豆漿大致分為成分無調整豆漿（大豆固形分8%以上）與調製豆漿（大豆固形分6%以上），以及豆漿飲料等3種類。本書所有食譜均以成分無調整豆漿為設定材料，想要增加甜味者可依喜好選擇使用調製豆漿。

2　攪拌方法

■蔬菜・水果

切成便於讓調理機攪拌的大小。不論是新鮮或冷凍，大致依照下列原則處理。

◇直接使用…………番茄、小黃瓜、小松菜、紅蘿蔔、草莓、藍莓等。

・小黃瓜…………不喜歡其菜腥味者可削皮後使用。

・紅蘿蔔…………如果是無農藥產品則可直接使用。

・小松菜…………不經水煮直接冷凍可大幅提升維生素C數值。

◇連皮去籽…………葡萄、蘋果。

◇去皮去籽…………西瓜、鳳梨、芒果、哈蜜瓜等。

◇去皮剝片…………柑橘類、毛豆。

◇切碎使用…………芹菜、豌豆、高麗菜、生薑等纖維質含量高食材。

■放入攪拌機的順序

從硬的材料先放入，最後再放甘味料。豆漿倒入後可先攪拌一次，試喝味道後再決定甘味料的添加量。

3　甘味料

建議盡可能使用蜂蜜、楓糖、砂糖、細砂糖。白糖及三溫糖會導致體寒及引發高血壓的風險。多了解自己身體狀況後再做選擇。

◇楓糖漿…………較一般砂糖類不易提高血糖值，可讓人體溫和吸收。此外，鈣質與茶多酚含量高，最適合於生理期前體內不安定時使用。熱量低，是女性最佳甘味料。

◇蜂蜜…………營養成分豐富。在德國是早餐必備的熱量補給食材。具消炎及美膚功效。但是對於1歲以下幼兒有在腸內產生肉毒桿菌的危險，不宜使用。

【蔬菜及水果的冷凍】

食譜中多使用冷凍的蔬菜及水果。冷凍的理由除了可以消除菜腥味外，一些不易取得的食材也可長期保存，隨時使用。想養成對身體有益的飲食習慣，無法長期持續就難以產生效果。此外，冷凍後食材可依需求量使用，不必擔心浪費。使用不鏽鋼或金屬容器則可加速冷凍時間。

■冷凍前的手續

●淋上檸檬汁──防止變色、保持美味

柿子、香蕉、蘋果、小黃瓜、苦瓜等。

＊小黃瓜或苦瓜使用鹽也OK。大約1小撮鹽即可。

●水煮──讓食材變軟。降低菜腥與澀味

蘆筍、毛豆、豌豆、秋葵、青花菜、花椰菜等。

■不適合冷凍的食材

酪梨、葉菜類（高麗菜、白菜、青江菜、水菜、春菊、黃麻菜）、大葉、三葉菜等，宜使用新鮮狀態。此外，原本不適合冷凍的食材，例如苦瓜、青椒等，如果是與豆漿一起攪拌，則使用冷凍者也可以，不必介意解凍後變成水水的。

MESSAGE

想吃的東西在想吃的時候才令人喜悅
是意識，也是自然反應。然後全心投入。
依循本能不造作地製作與品嚐。
這是我對飲食的基本態度。

這個想法的另一項起因則來自最愛的衝浪。
沒有同樣的浪，也不會吹相同的風。
站上浪頭的困難在於人類與自然對峙中，充份顯示的無力感。
因此發現，放棄與自然的對立隨浪逐流，是最好的方式。
同時，渴望增加自己的體力。
想衝上更高的浪、想做更好的工作。體力是最重要的資本。

盡可能找到對身體最好的東西。
領悟活得像自己的重要性。

豆漿精力湯對健康產生的影響，對我而言，老實說，嚇了我一跳。
相較於過去經常發生的婦科問題幾乎不再困擾我。
日曬過多的肌膚仍然維持潤澤彈性。
心情愉悅開朗，身心的循環更加順暢。進而對其他飲食也充滿興趣。
隨著自然的身心動向往前邁進，生命也變得精彩豐富。

每天，同樣的時間起床、替丈夫作便當、準備早餐，然後送他出門上班。
整理家務、澆花，天氣好的午後則到海邊衝浪。

不僅是海，也愛爬山、露營、釣魚。
希望在山上享受美食卻失敗的例子不勝枚舉。
因為不想在山上美景環繞下吃著真空包食物，總是費盡心思考慮。
在山頂吃著熱熱的豬肉什錦湯是最佳享受。啤酒同樣迷人。
露營時，做一道真正的窯烤麵包。
加上煙燻烤肉，眾人無不撐著肚子求饒。
讓意識依循自然而走。
以食為中心的簡單生活，陽光總是最佳見證人。

最後，對於幫助完成此書的所有人，以及引領我明朗快樂向前走，
教導我食物的珍貴與重要的雙親，獻上無限的感謝與祝福。

岩本恵美子

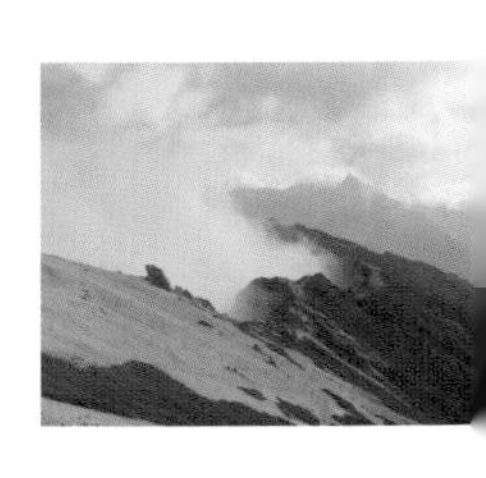

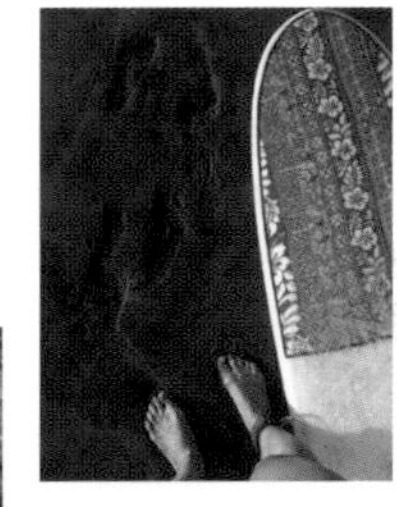
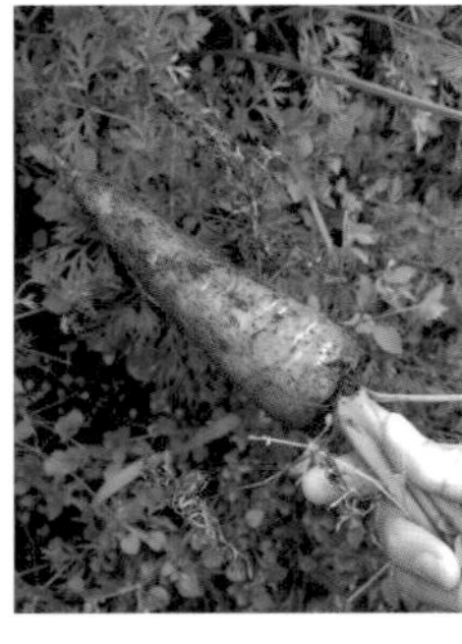
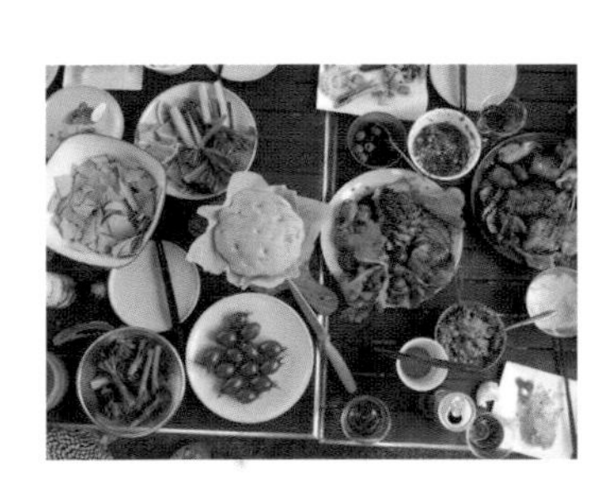
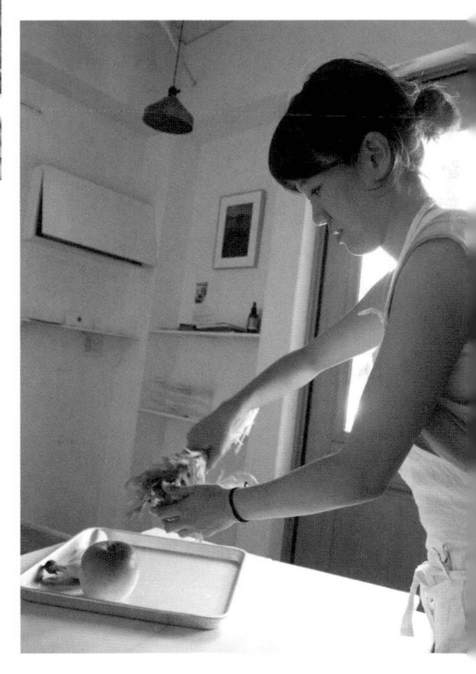
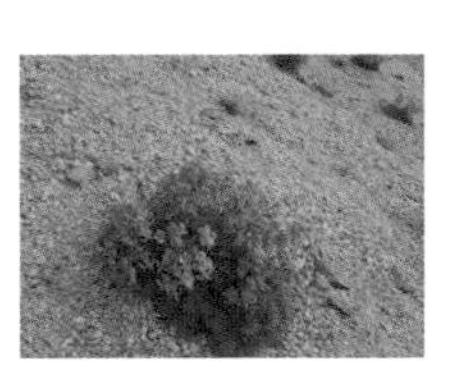

INDEX

蔬 菜

水 果

香草・辛香料

INDEX

酒 類

甘味料

其 他

PROFILE

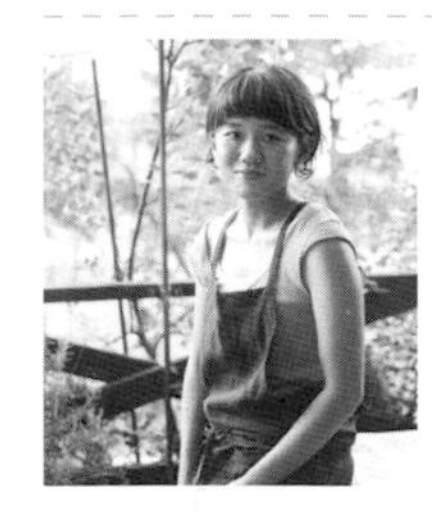

岩本　恵美子(Emiko Iwamoto)

經歷多年美容、設計相關產業後，近年全心投入料理世界。目前於DEAN&DELUCA擔任企劃業務。並負責各項活動中料理食譜設計，以及點心陳列等食品相關整體規劃。對有機及低卡食材深具興趣，藉由與在地無農藥農家的接觸與衝浪、爬山等嗜好的連結，發現食物與自然的密切關係。現今以Thymons活動為主軸，開設以推展使用在地食材蔬果為主題的料理教室「Season's Harvest」。

http://www.thymons.jp

監修

日本豆漿協會

以豆漿製造業者為中心，成立於1979年，為日本國內唯一專業豆漿協會。藉由辦理各類活動、宣導及媒體介紹，致力推展豆漿相關知識及提升消費者對豆漿製品的理解。另發行專刊及定期講座。

http://www.tounyu.jp

TITLE

第一本現打濃醇香豆漿精力湯

STAFF

出版	瑞昇文化事業股份有限公司
作者	岩本 恵美子
譯者	瑞昇編輯部編譯
總編輯	郭湘齡
責任編輯	黃雅琳
文字編輯	王瓊苹　林修敏
美術編輯	謝彥如
排版	二次方數位設計
製版	明宏彩色照相製版股份有限公司
印刷	皇甫彩藝印刷股份有限公司
法律顧問	經兆國際法律事務所　黃沛聲律師
戶名	瑞昇文化事業股份有限公司
劃撥帳號	19598343
地址	新北市中和區景平路464巷2弄1-4號
電話	(02)2945-3191
傳真	(02)2945-3190
網址	www.rising-books.com.tw
Mail	resing@ms34.hinet.net
本版日期	2014年5月
定價	280元

ORIGINAL JAPANESE EDITION STAFF

ブックデザイン	久保多佳子 (haruharu)
撮影	田村昌裕 (FREAKS)
フードサポート	金子奈央　浅沼朝菜
モデル	久保知香
モデルスタイリング	三好綾子
校閲	小野里美
編集	山口未和子
	田中 薫 (文化出版局)
発行者	大沼 淳

國家圖書館出版品預行編目資料

第一本現打濃醇香豆漿精力湯 / 岩本惠美子作；瑞昇編輯部編譯. -- 初版. -- 新北市：瑞昇文化, 2013.11
88面；18.2*25.7公分
譯自：豆乳スムージー：豆乳+野菜・果物・お茶・ハーブ・スパイスand more

ISBN 978-986-5749-04-0(平裝)
1.飲料 2.大豆 3.食療

418.915　　102022277